Myotone Dystrophie
die **fakten**

AF210679

Myotone Dystrophie
die fakten

Ein Buch für Patienten und Familien

Peter S. Harper

Übersetzung ins Deutsche: M. S. Damian

Herausgegeben durch:

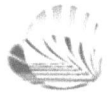

**Deutsche Gesellschaft für
Muskelkranke e.V. DGM**

Bibliographische Information der Deutschen Bibliothek:
Die Deutsche Bibliothek verzeichnet diese Publikation in der
Deutschen Nationalbibliographie;
detaillierte bibliographische Daten sind im Internet
über http://dnb.ddb.de abrufbar.

ISBN: 3-8334-2866-X

© Peter Harper, 2002

Abdruck der deutschen Ausgabe mit freundlicher
Genehmigung des Autors und der Oxford University
Press, Oxford.

Übersetzung: M. S. Damian

Umschlaggestaltung, Satz und Layout:
Deutsche Gesellschaft für Muskelkranke e.V. DGM,
Freiburg i. Brsg.

Herstellung und Verlag:
Books on Demand GmbH, Norderstedt

Myotone Dystrophie
die fakten

Inhalt

Vorwort des Autors

Es ist mir eine große Freude, dass mein Buch für Familien dank der Arbeit von Dr. Maxwell Damian nun auch in deutscher Sprache erscheint.
In Deutschland wurde die Myotone Dystrophie vor fast 100 Jahren erstmals beschrieben und auch im Laufe der Zeit haben deutsche Forscher viel dazu beigetragen, die Krankheit besser zu verstehen. Wie überall sonst, benötigen die betroffenen Familien auch in Deutschland in erster Linie leicht verständliche Hinweise zur Erkrankung und zu Möglichkeiten der Hilfe.

Dieses Buch soll nun dazu verhelfen, dass der Stimme der Betroffenen und deren Angehörigen bei der Bewältigung dieser komplexen Erkrankung mehr Gewicht verliehen wird.
Immer noch haben zu wenige Patienten Zugang zu qualifizierter Behandlung und Beratung, wodurch bereits im Vorfeld viele Probleme ausgeräumt werden könnten. Mit der Unterstützung von Selbsthilfeorganisationen wie der Deutschen Gesellschaft für Muskelkranke e.V. und der Verbreitung krankheitsspezifischer Informationen, die auch für Laien verständlich sind, gehört dies hoffentlich bald der Vergangenheit an.

Peter Harper

Cardiff, im Januar 2005

Vorwort des Herausgebers

Genetisch bedingte neuromuskuläre Erkrankungen, wie die Myotone Dystrophie, bringen tiefgreifende Veränderungen für die individuelle Lebensplanung der Betroffenen und ihrer Familienmitglieder mit sich. Sie alle müssen sich Gedanken darüber machen, was die Diagnose „Myotone Dystrophie" für sie persönlich bedeutet, wie sie damit in der Familie umgehen, welche Konsequenzen daraus u.U. für den beruflichen Werdegang erwachsen usw.

Seit Jahren gehört es zu den wichtigsten Aufgaben der DGM, Muskelkranken und ihren Angehörigen in diesen Fragen Rat und Unterstützung zu bieten. Beratungsgespräche und der Austausch in regionalen Selbsthilfetreffen sind wichtige Quellen der Auseinandersetzung mit der Krankheit.

Ein hoher Stellenwert kommt auch krankheitsspezifischen Informationen zu. Deshalb freue ich mich, dass die DGM „Myotone Dystrophie – die fakten" nun in der deutschen Übersetzung herausgeben kann.

Für mich als Vorsitzende einer Selbsthilfeorganisation hebt sich dieses Buch vor allem deshalb so wohltuend von der übrigen Literatur auf diesem Gebiet ab, weil es sich direkt an die Betroffenen richtet. Der Autor versteckt sich nicht hinter medizinischen Fachausdrücken o.ä. Er zeigt in einer für Nicht-Mediziner verständlichen Sprache auf, was die Diagnose „Myotone Dystrophie" bedeutet. Und er macht deutlich, wie wichtig das eigene Engagement der Betroffenen für den Umgang mit der Erkrankung ist. Die DGM findet darin ihr langjähriges Motto „Mut zur

Zukunft" und den damit verbundenen Kurs der Hilfe zur Selbsthilfe bestärkt.

Wir danken Peter Harper herzlich dafür, dass er sein Buch für die Übersetzung ins Deutsche zur Verfügung gestellt hat.
Ein besonderer Dank für die gute und freundliche Zusammenarbeit geht an M.S. Damian, der das Buch unentgeltlich übersetzt hat und jederzeit ein offenes Ohr für Fragen hatte.

Nun hoffe ich, dass dieses Buch vielen Menschen, die an Myotoner Dystrophie erkrankt sind oder ein betroffenes Familienmitglied haben, „Mut zur Zukunft" macht.

Anne Kreiling

1. Vorsitzende der Deutschen Gesellschaft für Muskelkranke e.V. DGM

1
Was ist Myotone Dystrophie?

Einige Informationen für denjenigen, der fast nichts über die Myotone Dystrophie weiß

Die meisten, die dieses Buch aufschlagen, werden nur ganz begrenzte Kenntnisse über die Myotone Dystrophie haben. Vielleicht ist gerade die Diagnose bei ihnen selbst, oder bei einem Familienangehörigen gestellt worden, bestimmt aber haben sie nur eine ungenaue Vorstellung darüber, was diese Diagnose für sie bedeutet. Falls dies auf Sie zutrifft, ist dieses Kapitel ein guter Anfangspunkt. Haben Sie dagegen schon einige Kenntnisse über die Krankheit, können Sie auch gleich zu den nächsten Kapiteln wechseln.

Woher kommt der Name?

Glücklicherweise ist der Name Myotone Dystrophie, anders als die medizinischen Namen vieler Erkrankungen, relativ leicht zu erklären und zu merken. Der Begriff der *Myotonie* wird für eine bestimmte Art der Muskelsteifigkeit verwendet, während *Dystrophie* der Überbegriff für erbliche Muskelkrankheiten mit einem fortschreitenden Muskelverfall ist. Die Myotone Dystrophie vereint ebendiese Eigenschaften, daher der Name.

Weniger vorteilhaft und manchmal verwirrend ist dagegen die Tatsache, dass die Ärzte der Krankheit auch viele andere Namen gegeben haben. Diese sind in der Tabelle 1.1 aufgeführt, und ich will sie kurz erläutern.

Tabelle 1.1   Bezeichnungen für die Myotone Dystrophie und ähnliche Krankheiten

Andere Bezeichnungen für die Myotone Dystrophie
    Steinert'sche Krankheit
    Curschmann-Steinert Syndrom
    Myotone Muskeldystrophie
    Dystrophia myotonica
    Myotonia dystrophica
    Myotonia atrophica

Ähnlich lautende Namen für ganz andere Krankheiten
    Muskeldystrophie (viele andere Formen)
    Myotonia congenita (Thomsen'sche Krankheit)
    Kongenitale Muskeldystrophie

In der Vergangenheit bevorzugten Ärzte lateinische Namen (vielleicht, um ihre Patienten zu beeindrucken?), so dass die Bezeichnungen Dystrophia myotonica, Myotonia dystrophica und Myotonia atrophica noch geläufig sind. Sie bedeuten nichts anderes als Myotone Dystrophie, und am besten sollte man sie heutzutage vermeiden. In Deutschland werden häufig die Eigennamen Steinert oder Curschmann-Steinert verwendet, welche an die Entdecker der Krankheit erinnern. Auch diese Bezeichnungen bedeuten dasselbe, so dass man am besten bei dem einen Namen bleibt. Wenn die Erkrankung aber bereits bei der Geburt oder in der Kindheit beginnt, können die Begriffe *kongenitale* oder *frühkindliche Myotone Dystrophie* verwendet werden.

Dagegen haben manche völlig unterschiedliche Krankheiten ganz ähnliche Namen. Dazu gehören die *Myotonia Congenita* oder *Thomsen'sche Krankheit*. Diese ist nicht durch Dystrophie gekennzeichnet, die

Struktur der Muskeln bleibt hier zeitlebens unverändert. Der Begriff der *Muskeldystrophie* gilt dagegen für die gesamte Gruppe der Krankheiten mit fortschreitendem Muskelverfall und ist deshalb auch für die Myotone Dystrophie der Überbegriff. Die meisten Patienten mit einer Muskeldystrophie haben jedoch ganz andere Erkrankungen. Vor allem ist es wichtig zu wissen, dass eine *kongenitale Muskeldystrophie* <u>nicht</u> das gleiche ist wie eine *kongenitale Myotone Dystrophie*.

Was sind die Hauptprobleme?

Da Sie jetzt, wie ich hoffe, einigermaßen im Klaren über den Begriff der Myotonen Dystrophie sind, ist es an der Zeit, die Hauptsymptome der Erkrankung zu besprechen; in den späteren Kapiteln wird darauf im Detail eingegangen. Man sollte aber bedenken, dass der Verlauf so variabel ist, dass das Dargestellte nicht exakt dem, was Ihnen von sich selbst oder Ihren Angehörigen geläufig ist, gleichen muss. Wenn es jedoch absolut keine Übereinstimmung gibt, sollte die Diagnose in Frage gestellt werden.

In der Tabelle 1.2 werden einige der wichtigsten Probleme aufgelistet, aufgrund derer Patienten mit der Myotonen Dystrophie medizinischen Rat suchen. Natürlich haben viele Patienten Schwierigkeiten, die Beschwerden in Worte zu fassen, so dass Muskelschwäche oft als „Müdigkeit" und die spezifische myotone Erscheinung der verzögerten Muskelerschlaffung oft als allgemeine Steifigkeit, vielleicht gelenkbedingt, angesehen wird.

Die Symptome lassen sich sinnvollerweise aufteilen in solche, die den Muskeln selbst und solche, die anderen Organsystemen zuzuordnen sind. Die letztgenannte Gruppe kann genauso wichtig oder noch wichtiger sein wie die Muskelbeschwerden. Deshalb sollten Sie sich von vornherein die Myotone Dystrophie nicht als einfache Muskelkrankheit, sondern als „Multisystemerkrankung" vorstellen. Detaillierter werden die unterschiedlichen Symptome in Kapitel 4 besprochen.

Tabelle 1.2   Myotone Dystrophie – Die Haupt-symptome bei Erwachsenen

Muskelsymptome
    Muskelschwäche
    Muskelsteifigkeit (Myotonie)

Weitere Symptome
    Bauchschmerzen und Darmstörungen
    Herzrhythmusstörungen
    Tagesschläfrigkeit
    Grauer Star (Katarakt)

Es sollte an dieser Stelle betont werden, wie außerordentlich wechselhaft das Erscheinungsbild der Myotonen Dystrophie ist. Dies betrifft nicht nur den Grad der Ausprägung, sondern auch die Symptome und das Alter, in dem die Erkrankung auftritt. Insgesamt ist es wahrscheinlich die variantenreichste Erkrankung in der Medizin überhaupt. Dadurch wird es für Ärzte schwierig, sie zu erkennen, genauso wie für die Patienten und ihre Familien. In der Tabelle 1.3 wird dies zusammengefasst; allerdings werden nur selten alle Eigenschaften gehäuft bei einem Patienten oder einer Patientin zusammentreffen. Verschiedene Erkrankte in einer Familie werden auf unterschiedliche Art betroffen sein, und manche Menschen mit Myotoner Dystrophie, besonders wenn sie erst später im Leben erkannt wird, entwickeln gar keine ernsthaften medizinischen Probleme. Im Gegensatz dazu werden diejenigen mit frühem Beginn, besonders wenn die Erkrankung von Geburt an besteht (die so genannte *Kongenitale Myotone Dystrophie*), ganz andere Beschwerden haben, als im Erwachsenenalter Erkrankte.

Die Vererbung ist ein wichtiger Aspekt und bietet Anlass zur Besorgnis, sobald die Diagnose gestellt und die Familie den erblichen Charakter der Erkrankung erkannt hat. Auch dieser Punkt verdient es, in einem gesonderten Kapitel (s. Kapitel 6) besprochen zu werden, vor allem, da es für viele Patienten schwierig ist, zutreffende Informationen über Erkrankungsrisiken für Angehörige zu erhalten.

In den letzten Jahren gab es große Fortschritte, was unser Vermögen angeht, das genetische Risiko einzuschätzen, beziehungsweise zu testen, wer innerhalb einer Familie wahrscheinlich eine Myotone Dystrophie entwickeln wird. Die genetische Forschung hat klargestellt, welches Gen genau betroffen ist und welche Art von Genveränderung die Erkrankung hervorruft.

Tabelle 1.3 Myotone Dystrophie – eine sehr variantenreiche Erkrankung

Alter bei Erkrankungsbeginn	0 – 80 Jahre
Schwere der Muskelprobleme	Gar keine bis sehr ernsthaft
Probleme anderer Art	Können völlig ausbleiben oder mehr Beschwerden bereiten, als die Muskelsymptome selbst
Verhältnis zum Erkrankungsalter	Die Muskelsymptome sind normalerweise umso ausgeprägter, je früher die Erkrankung einsetzt
Erkrankungsmuster in Familien	Sehr unterschiedlich, vor allem in verschiedenen Generationen

Die Forschung hat darüber hinaus begonnen zu entschlüsseln, wie die genetische Mutation Veränderungen in den unterschiedlichen betroffenen Organen wie Muskeln und Herz hervorruft. Bedenkt man, wie komplex diese Organe sind, so überrascht es kaum, dass die Entschlüsselung all dieser Schritte sich als mühselig, zeitraubend und auch kostspielig erweist. Verglichen mit vor 10 Jahren können wir jedoch einen erstaunlichen Erkenntniszuwachs verzeichnen, wie ich in Kapitel 7 zu erläutern versuche.

Schließlich kommen wir am Ende dieses einleitenden Kapitels zu den Fragen, die jedem am wichtigsten sind, nämlich: was ist aus medizinischer Sicht an Vorbeugung, Behandlung und Heilung möglich?

Tabelle 1.4   Myotone Dystrophie – Stationen der Erforschung

1909	Erstmals klare Beschreibung der Myotonen Dystrophie als eigenständige Erkrankungsform (Steinert, Deutschland; Batten und Gibb, England)
1911	Entdeckung des Zusammenhangs zwischen der Myotonen Dystrophie und einer Linsentrübung (Katarakt)
1916	Detaillierte Analyse der Muskelveränderungen unter dem Mikroskop
1947	Durchführung der ersten vollständigen Studien zu Familie und Genetik
1960	Entdeckung der kongenitalen Form der Myotonen Dystrophie
1971	Erste Lokalisierung des Gens für Myotone Dystrophie
1992	Identifizierung des Gens für Myotone Dystrophie
1994	Erste systematische Versuche zur Therapie
2000	Erste Reproduktion der Myotonen Dystrophie im Experiment
2001	Identifizierung des zweiten Gens, das bei einigen Patienten beteiligt ist.

Falls diese im Augenblick nicht vollständig möglich sind, wie können Patienten sicherstellen, dass sie die beste medizinische Behandlung, Pflege und Unterstützung erhalten? Hier muss man zugestehen, dass noch sehr viel zu tun ist, aber ich hoffe, dass dieses

Buch ein wenig dazu beitragen kann. Die abschließenden Kapitel behandeln diese Themen.

Für diejenigen, die an einem historischen Überblick interessiert sind, verweise ich auf die Tabelle 1.4, welche einige der wesentlichen Eckpunkte bei der Erforschung der Myotonen Dystrophie darstellt. Es wird deutlich, dass seit der Erstbeschreibung der Erkrankung im Jahr 1909 fast ein Jahrhundert vergangen ist. Dagegen hat unser Verständnis in den letzten 10 Jahren wahrscheinlich so viele Fortschritte gemacht, wie in den 90 Jahren zuvor. Wir hoffen, dass der Wissenszuwachs weiterhin so rasant bleibt und sich bald auch in einer Verbesserung der Behandlung niederschlägt.

Ich hoffe, dass sich jeder durch das Lesen dieses Kapitels, auch wenn er oder sie zuvor nichts über die Myotone Dystrophie wusste, ein wenig mit dem Thema vertraut gemacht hat. Im Folgenden müssen wir die verschiedenen Aspekte genauer betrachten.

2 Muskelsymptome und Myotone Dystrophie

Die Diagnosestellung - und wie der Patient sie erlebt

Die Diagnose einer Myotonen Dystrophie kann von unterschiedlichen Ärzten gestellt werden, je nachdem, welches Symptom anfangs im Vordergrund steht und den Betroffenen veranlasst, medizinischen Rat einzuholen. Außer den Spezialisten für bestimmte Organsysteme können auch der Hausarzt oder, wenn der Beginn in der Kindheit liegt, ein Pädiater die Erkrankung vermuten. Manchmal ist auch ein Genetiker als erster involviert, wenn er andere Familienmitglieder kennt. Mancher Betroffene stellt seine Diagnose auch selbst. Da aber die meisten Patienten an Muskelbeschwerden erkranken, wird in aller Regel ein Neurologe, spezialisiert auf Erkrankungen des Gehirns, der Nerven und der Muskeln, frühzeitig eingeschaltet. Deshalb ist es sinnvoll, bei diesem Punkt anzufangen, und aus dem Blickwinkel dessen, der gerade zum Neurologen überwiesen wird, zu fragen, welcher Ablauf wahrscheinlich zu erwarten ist.

Bereits im Eingangskapitel habe ich angedeutet, dass Muskelschwäche und Muskelsteifigkeit die zwei vorherrschenden Muskelsymptome der Myotonen Dystrophie sind. Fast alle Patienten leiden mehr an der Schwäche, und mancher mag es irritierend finden, dass sich die Ärzte scheinbar mehr für die Steifigkeit (Myotonie) interessieren. Für das Stellen der Diagnose ist aber das Vorhandensein *beider* Symptome wichtig, weil es viele Ursachen für Muskelschwäche und eine ganze Reihe von Ursachen für Myotonie gibt, aber das gleichzeitige Vorliegen beider Symptome bei einem Patienten die Diagnose der Myotonen Dystrophie nahezu sicher macht, bevor überhaupt irgendwelche Tests vorgenommen werden.

Man mag sich fragen, wieso eigentlich so viele Patienten viele Monate oder auch Jahre auf die richtige Diagnose warten, bzw. zu Beginn fehldiagnostiziert werden, wenn das Ganze so einfach ist. Das liegt nicht ausschließlich an der mangelnden Kenntnis der Ärzte, da nur dann die Diagnose erfolgen kann, wenn eine verdächtige Beschwerdekombination beschrieben wird. Sogar Neurologen, außer den wenigen mit einem ganz speziellen Interesse, sehen im Jahr nur wenige Patienten mit Myotoner Dystrophie, und andere Ärzte werden diese Patientengruppe noch viel seltener antreffen. Wenn die Symptome nicht eindeutig beschrieben werden, werden sie also wahrscheinlich nicht an diese Diagnose denken. Tatsächlich aber können die Symptome oft nur vage umrissen werden, und überdies neigen manche Patienten dazu, wichtige Dinge zu vernachlässigen. Das alles trägt dazu bei, dass oft keiner diese Erkrankung in Betracht zieht. Einige der Hauptgründe führe ich in der Tabelle 2.1 auf.

Wie also können Sie oder Ihre Angehörigen diese unglückliche Situation vermeiden? Einige Hinweise liefert Tabelle 2.1. Während Sie selbst versuchen sollten, die im zweiten Teil der Tabelle aufgeführten Probleme zu vermeiden, können Sie mit Geduld und Beharrlichkeit meist sicherstellen, dass der Arzt die nötigen Informationen erhält, besonders, wenn jemand anders in der Familie schon diagnostiziert worden ist.

An dieser Stelle sollte hervorgehoben werden, welche besonderen Kennzeichen der Muskelschwäche die Diagnose einer Myotonen Dystrophie ermöglichen bzw. dazu beitragen, andere Formen der Muskeldystrophie oder andere neurologischen Krankheiten auszuschließen. Als erstes ist das *Verteilungsmuster* der Muskelschwäche (siehe Tabelle 2.2) sehr charakteristisch, besonders durch die Beteiligung der Gesichts- und Kiefermuskulatur, mit Hängen der Augenlider (medizinisch: *Ptose*) und Schwäche der Halsmuskeln in Kombination mit einer Schwäche der kleinen Muskeln der Hände und der Unterschenkel. Fast genauso wichtig ist, dass zumindest zu Beginn bestimmte Muskelgruppen typischerweise ausgespart werden. Dies gilt für die großen Muskeln der Oberschenkel, des Schultergürtels und des Rumpfes, welche bei anderen Muskeldystrophien häufig zuerst befallen sind.

Tabelle 2.1   Warum die Myotone Dystrophie oft nicht diagnostiziert wird

Arzt

    Mit den Symptomen nicht vertraut
    Sieht nur selten Betroffene
    Hört dem Patienten nicht zu
    Nimmt die Krankengeschichte der Familie
    nicht auf

Patient

    Beschreibt die Symptome nicht eindeutig
    Spielt die Muskelprobleme herunter oder
    leugnet sie
    Erwähnt betroffene Angehörige nicht

Eine Myotonie ist sehr charakteristisch, wenn sie mit Schwäche einhergeht. Deshalb ist es sehr wichtig, jede Verzögerung bei der Muskelerschlaffung, besonders der Hände, zu erwähnen, auch wenn sie keine Behinderung darstellt. Das Vorhandensein von Myotonie wird überprüft, indem der Patient zunächst kräftig zugreift und dann gebeten wird, rasch loszulassen; alternativ wird der Muskel mit einem Reflex-hammer beklopft.

Manche, allerdings nicht viele Patienten, leiden auf-grund der Myotonie unter Muskelsteifigkeit, eine Schwäche verspüren sie aber kaum. Hier kann die Unterscheidung zu anderen Erkrankungen, bei denen eine Myotonie ohne Schwäche auftritt, schwierig sein. Diese Krankheiten werden aber ganz anders vererbt und haben einen völlig anderen Verlauf. Sie sind allesamt sehr selten; am häufigsten ist noch die so genannte *Myotonia Congenita* oder Thomsen'sche Erkrankung.

Da viele Patienten mit Myotoner Dystrophie Symp-tome anderer Organe aufweisen, ist es wichtig, dass Sie diese erwähnen, auch wenn sie scheinbar keinen Zusammenhang mit dem Muskelproblem haben. Dies kann außerordentlich wichtig sein, wie ich im nächsten Kapitel darstellen werde.

Falls bei einem Ihrer Angehörigen eine Myotone Dystrophie bereits diagnostiziert worden ist oder je-mand verdächtige Zeichen aufweist, ist es sehr wich-tig, diese Information weiterzugeben, auch wenn Sie nicht direkt dazu befragt werden. Dadurch können Sie unter Umständen große Verzögerungen oder an-dere Probleme umgehen, auch wenn Ihre Symptome manchmal doch andere Ursachen haben. Falls Sie die Erlaubnis Ihrer Angehörigen einholen, deren Kran-kenunterlagen einzusehen, kann dies besonders hilf-reich sein und Ihnen Untersuchungen ersparen.

Alle diese Maßnahmen können dazu beitragen, dass die Diagnose der Myotonen Dystrophie bereits nach der ersten gründlichen Untersuchung schon hinrei-chend gefestigt bzw. umgekehrt weitgehend ausge-schlossen werden kann. Außerdem ist die Aussage-kraft von Zusatztests dann wahrscheinlicher.

Auswirkungen der Muskelschwäche

Das typische Muster der Muskelschwäche ist nicht nur wichtig für die Diagnosestellung; es bestimmt auch, welche Dinge dem Patienten schwer fallen oder unmöglich sind und ist somit der wichtigste Aspekt der Myotonen Dystrophie als Muskelkrankheit.

Einige der schwerwiegendsten Folgen einer Schwäche bestimmter Muskeln sind in der Tabelle 2.2 aufgeführt; die anatomischen Namen dieser Muskeln werden deshalb angegeben, weil sie sich häufig in Krankenunterlagen wiederfinden. Sie werden einige der eigenen Probleme wahrscheinlich erkennen, aber es ist wichtig zu betonen, wie unterschiedlich die Myotone Dystrophie in Erscheinung tritt. Zum Beispiel ist das Aufstehen aus einem Stuhl oder das freie Stehen (wozu die großen Muskeln der Oberschenkel erforderlich sind), für die meisten Erkrankten kein Problem, für eine Minderzahl aber gerade sehr erschwert. Außerdem ist zu bedenken, dass die Hauptsymptome von der jeweiligen Tätigkeit der betroffenen Person abhängen, und dass das gleiche Muster von Schwäche sich bei unterschiedlichen Menschen anders auswirkt.

Es gibt viele Muskeln, an die wir meist nur dann denken, wenn sie nicht richtig funktionieren. Dazu gehören etwa die Muskeln der Atmung und des Schluckens, deren Störungen gar nicht als „Muskelsymptome" wahrgenommen werden. Deswegen haben viele der im Folgenden abgehandelten Allgemeinsymptome tatsächlich die Muskelschwäche als Ursache, auch wenn dies unter Umständen weder der Patient noch der Arzt erkennen.

Jeder schwache Muskel neigt dazu, schmächtiger zu werden, sei es wegen der Erkrankung, wegen Minderbeanspruchung oder wegen einer Störung der versorgenden Nerven. Dies findet sich auch bei den meisten Patienten mit Myotoner Dystrophie und kann bereits sichtbar sein, bevor überhaupt Symptome bemerkt werden.

Tabelle 2.2 Myotone Dystrophie – betroffene Muskelgruppen

Beteiligter Muskel oder Muskelgruppe	Medizinische Bezeichnung der Muskeln	Konsequenzen für den Betroffenen
Augenlidheber	Levator palpebrae	Hängende Augenlider (Ptosis)
Gesichtsmuskeln	-	Verminderte Ausdrucksfähigkeit
Kiefermuskeln	Temporalis; Masseter	Geöffneter Mund, Mundatmung (v. a. bei Kindern); undeutliches Sprechen; Kieferknacken oder -ausrenken
Genickmuskulatur (v.a. Vorwärtsbewegung)	Sternomastoideus	Schwierigkeit, den Kopf zu heben; Erhöhtes Risiko eines Schleudertraumas
Unterarm- und Handgelenksmuskeln	Supinator; Extensoren	Probleme beim Heben; Ungeschicklichkeit
Kleine Handmuskeln	Interossei; Flexor pollicis	Schwierigkeiten beim Schreiben, Feinmotorik; Steifigkeit (aufgrund der Myotonie)
Unterschenkelmuskeln und Fesseln	Anterior tibial; Peroneal; Dorsalflektoren des Fußes	Unsicherheit; Spitzfußstellung

Alte Photographien können das Muster der Schwäche und des Muskelschwundes, besonders im Gesicht, belegen; sie können besonders hilfreich für den Arzt sein, wenn es darum geht, den Erkrankungsbeginn festzulegen oder zu erkennen, ob inzwischen verstorbene Familienmitglieder ebenfalls betroffen waren.

Wichtige Untersuchungsmethoden

Alle diese Aspekte können während des Arztbesuches zur Sprache kommen, benötigen aber keine besondere Einrichtung oder Apparaturen. Es ist in den meisten Fällen auch möglich, schon hier die Myotone Dystrophie sicher zu diagnostizieren, vorausgesetzt, es erfolgen eine sorgfältige Erhebung der Krankengeschichte (inklusive Familiengeschichte) sowie eine gründliche Untersuchung. Mancher wird überrascht sein zu hören, dass diese Aspekte für die Diagnosestellung sehr viel wichtiger sind als Tests; falls der Arzt nämlich die wichtigen Punkte in der Krankengeschichte übersehen hat, wird er eventuell die falschen Untersuchungen anfordern; diese können dann irreführende Ergebnisse zur Folge haben. Trotzdem werden bei den allermeisten Patienten einige Tests vorgenommen, entweder um die Diagnose zu untermauern oder um untypische oder nicht eindeutige Befunde der Untersuchung zu klären und somit andere Erkrankungen auszuschließen. Erfreulicherweise sind die Tests heute seltener und weniger unangenehm als früher, hauptsächlich dank der Entwicklung genauer genetischer Tests für die Myotone Dystrophie und andere neuromuskuläre Erkrankungen. Andere Tests können später aus Behandlungsgründen notwendig werden, diese werden in Kapitel 9 besprochen.

Diagnostische Untersuchungen lassen sich in Bluttests und Muskeltests unterteilen. Bei den Bluttests kommt der *genetischen Untersuchung* bei Weitem die größte Bedeutung zu, da sie die spezielle Veränderung im Blut erfasst, welche bei fast allen Betroffenen nachweisbar ist. Auf diesen Test wird später, wenn es um die Untersuchung der Familie geht, näher eingegangen. Die Diagnose der Myotonen Dystrophie wird damit bei den meisten Patienten entweder bestätigt oder ausgeschlossen.

Ein anderer Bluttest misst die Konzentration des Muskelproteins *Kreatinkinase*, welches bei vielen Muskelerkrankungen erhöht ist und einen Hinweis auf die Krankheitsaktivität geben kann. Ein normaler Befund schließt aber die Myotone Dystrophie nicht aus.

Es gibt zwei wesentliche Muskeltests: die *Elektromyographie* und die *Muskelbiopsie*. Angenehm sind beide nicht, und deshalb ist bei beiden sorgfältig zu überlegen, ob sie wirklich erforderlich sind. Elektrische Untersuchungen wie die Elektromyographie (EMG) können ein Muster elektrischer Entladung im Muskel aufzeigen, welches für die echte Myotonie charakteristisch ist, aber bei anderen Ursachen für Muskelsteifigkeit nicht vorkommt. Wenn es im Lautsprecher verstärkt wird, hört es sich an wie ein Flugzeug im Sturzflug. Dazu muss eine feine Nadel im Muskel platziert werden, und ich weiß aus eigener Erfahrung, dass dies etwas, aber nicht sehr schmerzhaft ist. Heutzutage wird der Test hauptsächlich dann angewendet, wenn Unsicherheiten bestehen oder sonst kein Familienmitglied erkrankt ist. Allerdings ist die Myotonie bei gering betroffenen Patienten nicht immer nachweisbar.

Bei der Muskelbiopsie wird ein Stück Muskelgewebe zwecks mikroskopischer oder chemischer Analyse entnommen. Dies erfordert einen kleinen Schnitt oder einen Stich mit einer (dicken) Nadel. Eine örtliche Betäubung sollte den Eingriff schmerzfrei machen, er ist aber dennoch nicht angenehm (ebenfalls meine eigene Erfahrung). Die Muskelbiopsie zeigt schon einigermaßen typische Veränderungen bei der Myotonen Dystrophie, aber sie ist heute nur noch selten wesentlich für die Diagnosestellung. Es kann sehr bedeutsam für die Forschung sein, Muskelproben zu untersuchen. Wenn dies aber der Grund für die Untersuchung ist, sollte dafür Ihre Zustimmung eingeholt werden.

Zwei Krankheiten, die mit der Myotonen Dystrophie verwechselt werden können

Myotonia Congenita (Thomsen'sche Erkrankung)

Bei dieser Krankheit kommt, wie bereits erwähnt, keine bedeutende Muskelschwäche vor; die Muskelsteifigkeit ist dagegen oft wesentlich schlimmer als bei der Myotonen Dystrophie. Falls Sie diese Erkrankung haben, richtet sich dieses Buch nicht an Sie. Eine passende Informationsquelle kann ich leider keine empfehlen; das Internet kann sich als hilfreich erweisen. Es wird Sie interessieren, dass Dr. Julius Thomsen, ein dänischer Arzt, der die Erkrankung einige Jahre vor der Entdeckung der Myotonen Dystrophie beschrieb, selbst daran litt. Er veröffentlichte die Beschreibung, weil seinem ebenfalls betroffenen Sohn die Einberufung zur Armee drohte, da niemand daran glaubte, dass er ernsthaft krank war.

Die Proximale Myotone Myopathie

Die Proximale Myotone Myopathie (PROMM – manchmal auch Myotone Dystrophie Typ 2 genannt) ist eine erst vor Kurzem erkannte Erkrankung, welche mit der Myotonen Dystrophie eng verwandt, aber auf einen anderen Gendefekt zurückzuführen ist. Sie scheint relativ selten aufzutreten, wenn auch in Deutschland mit am häufigsten, und wird am besten als eine Form der Myotonen Dystrophie betrachtet, wenngleich die Schwäche häufiger die Oberschenkelmuskeln (= proximale Beinmuskeln) trifft. Falls bei Ihnen eine PROMM diagnostiziert worden ist, wird bei Ihnen ein großer Teil dieses Buches zutreffen. Sie sollten aber wissen, dass der Gendefekt ein anderer ist und dass wir erst beginnen zu erfassen, welche Symptome bei der PROMM auftreten können.

Wir sind nun an einem Punkt angelangt, wo eine Myotone Dystrophie sicher diagnostiziert und bei Ihnen oder einem Angehörigen bestätigt worden ist. Sie werden nun wissen wollen, was diese Diagnose für Sie und Ihre Familie bedeutet, und was die Muskelschwäche zukünftig mit sich bringen wird. Dies werde ich im nächsten Kapitel darzustellen versuchen.

3 Lebensaussichten

Wie sehr wird meine Muskelschwäche noch zunehmen? Und wie schnell? Wird sie noch andere, jetzt noch normale Muskeln erfassen? Werde ich irgendwann einen Rollstuhl benötigen? Werde ich unter weniger oder etwa mehr Beschwerden leiden als meine betroffenen Angehörigen?

Solche Fragen tun sich auf, sobald man die Diagnose einer Myotonen Dystrophie erhalten und die Erkrankung angenommen hat. Wie Sie sehen werden, sind sie nicht leicht zu beantworten, aber man kann zumindest Anhaltspunkte geben. Ich werde mich in diesem Kapitel mit den Muskelsymptomen befassen, die anderen gesundheitlichen Auswirkungen werden im nächsten Kapitel behandelt.

Die weiteren Aussichten (Prognose) im Zusammenhang mit der Myotonie, also der Muskelsteifigkeit, sind relativ leicht abzuschätzen. Nach der Diagnosestellung verschlimmert sich diese nur selten gravierend. In späteren Jahren kann sie sogar wieder zurückgehen. Leider ist dies nur ein schwacher Trost, da die Myotonie ohnehin nur wenigen Betroffenen starke Beschwerden bereitet. Die meisten Sorgen verursacht die Schwäche. Wie wird sich diese entwickeln?

An diesem Punkt neigen die meisten Ärzte, ganz besonders solche, die wie ich sehr viel Erfahrung mit der Myotonen Dystrophie gemacht haben, dazu, etwas unpräzise und vorsichtig zu werden. Sie werden dies vielleicht als wenig nützlich auffassen. Tatsache ist aber, dass wir nur zu genau wissen, welche enormen Unterschiede der Verlauf aufweisen kann, und dass wir mit zu genauen Voraussagen wahrscheinlich falsch liegen werden. Am besten gehen wir zu den Fragen zurück und schauen, wie genau man sie überhaupt beantworten kann.

Falls Sie eine Myotone Dystrophie haben und bereits eine merkliche Muskelschwäche vorliegt, können Sie fast sicher von einer gewissen Verschlechterung ausgehen, es sei denn, man findet eine wirksame Behandlung. Das Ausmaß des Voranschreitens hängt im Wesentlichen von Ihrem Alter ab; falls Sie bereits über 50 sind, aber lediglich eine geringe Muskelschwäche haben, wird die Schwäche im weiteren Verlauf Ihres Lebens möglicherweise nur wenig zunehmen. Falls Sie in diesem Alter keine Schwäche haben und wegen eines Gentests oder über eine Untersuchung zum Grauen Star (*Katarakt*) diagnostiziert worden sind, werden Sie eventuell gar keine merkliche Schwäche entwickeln. Falls sich eine Schwäche dagegen schon im frühen Erwachsenenalter eingestellt hat, wird sie wahrscheinlich stetig zunehmen und kann im Verlauf der Jahre recht schwer werden. Wenn Sie jedoch in jungen Jahren die Diagnose Myotonie erhalten haben oder dies im Verlauf einer Familienuntersuchung diagnostiziert worden ist, ist es viel weniger sicher, dass die Schwäche zum Problem wird. Bei Kindern mit der Erkrankung kann sich über Jahre sogar eine Besserung einstellen (s. Kap. 5).

Man kann aber sicher davon ausgehen, dass ein eventuelles Fortschreiten nicht rapide sein wird. Die Myotone Dystrophie ändert sich niemals rasch (wie etwa die Multiple Sklerose), und das Tempo des Fortschreitens ändert sich nur selten. Der beste Anhaltspunkt ist also das Ausmaß der Progression (d.h. Fortschreiten) über die letzten 3, 5 oder 10 Jahre; dies lässt sich in etwa in die Zukunft projizieren. Bei einigen Betroffenen werden sich über 5 oder 10 Jahre kaum Änderungen ergeben, bei anderen häufiger, aber Änderungen ergeben sich im Laufe von Jahren, nicht Monaten. Sicher werden viele Patienten ihre Ärzte überleben.

Die meisten Betroffenen werden, zumindest in der häuslichen Umgebung, keinen Rollstuhl benötigen. Der Grund dafür ist, dass die großen Muskeln, welche für das Gehen und Stehen benötigt werden, nur spät und relativ mäßig von der Krankheit erfasst werden. Es ist ganz wichtig, sich im Klaren zu sein, dass sich die Myotone Dystrophie hier deutlich von der Duchenne'schen und von ähnlichen Muskeldystrophien unterscheidet. Dennoch kann aber die Schwäche einiger anderer Muskeln schon zu einem Zeitpunkt Probleme bereiten, zu dem die Mobilität noch gut ist.

Es ist auch sehr schwer, anhand eines Familienmitglieds den Verlauf vorauszusagen, denn selbst innerhalb einer Familie kann das Ausmaß des genetischen Defektes stark variieren.

Verkürzt die Myotone Dystrophie die Lebensdauer? Die einfachste Antwort ist, dass sie es kann, aber nicht unbedingt muss, und dass viele der potenziell tödlichen Komplikationen vermieden werden können. Die meisten Patienten mit Myotoner Dystrophie versterben nicht wegen der Muskelschwäche, sondern wegen allgemeiner Probleme, zum Beispiel Herz- oder Lungenprobleme oder Komplikationen bei chirurgischen Eingriffen. Das folgende Kapitel wird sich damit näher beschäftigen. In Kapitel 9 wird besprochen, wie man sie vermeidet. Für Sie ist es dabei wesentlich zu erkennen, dass die meisten frühen Todesfälle vermeidbar sind. Nur bei der schweren angeborenen Form der Erkrankung gibt es in den ersten Lebensmonaten eine hohe Todesrate.

Zusammenfassend ist zu sagen, dass Sie als neu diagnostizierter Patient mit Myotoner Dystrophie noch viele aktive und produktive Lebensjahre vor sich haben sollten. Voraussetzung ist, Sie stellen sicher, dass Sie Ihre Erkrankung gründlich kennen lernen, unnötige Risiken vermeiden und sich um eine gute medizinische Versorgung bemühen. Eine positive Lebenseinstellung ist hierfür sicher hilfreich.

Krankheitsmuster innerhalb betroffener Familien

Es ist nur natürlich anzunehmen, dass, wenn jemand in der Familie einen schweren – oder auch sehr milden - Krankheitsverlauf hatte, man selbst vergleichbare Aussichten hat. Dies ist aber oft gar nicht der Fall; es ist sogar typisch für die Myotone Dystrophie, dass sie innerhalb einer Familie stark variieren kann, was später näher erklärt wird (ausführliche Besprechung der genetischen Zusammenhänge in Kapitel 6). In der Regel sind die Ähnlichkeiten zwischen Geschwistern größer als die in unterschiedlichen Generationen. Der Verlauf scheint oft in der nachfolgenden Generation schwerer zu sein. Besonders auffällig ist dieser Kontrast bei den schwer betroffenen Kindern von Müttern, die ihrerseits nur geringe Krankheitsmerkmale haben (s. Kapitel 5).

Was kann die Symptome mildern bzw. verschlechtern?

Derzeit gibt es keine medizinische Behandlung, welche den Verlauf der Erkrankung wesentlich beeinflussen kann, obwohl einige Studien zur Behandlung in der Erprobung sind. Auch die Effekte durch bestimmte Diät- oder Übungsmaßnahmen (s. Kap. 9) sind nicht eindeutig belegbar. Auf der anderen Seite können einige Faktoren den Zustand verschlimmern.

Da diese zum Teil vermieden werden können, sollte man über sie Bescheid wissen (Tabelle 3.1):

Ganz oben auf der Liste stehen Verletzungen, besonders wenn sie mit einer Immobilität, zum Beispiel wegen einem Gips oder wegen Bettruhe, einhergehen. Es ist überraschend, in welchem Ausmaß Muskeln schwächer werden und schwinden, nur weil sie – auch für relativ kurze Zeit - nicht in Gebrauch sind. Sie müssen also Sorge dafür tragen, Verletzungen aus dem Weg zu gehen, und wenn es doch passiert ist, unbedingt so mobil wie möglich zu bleiben. Natürlich ist dies manchmal nicht von Ihnen zu steuern, und es wäre sicher falsch zu versuchen, sich jedem Risiko zu entziehen. Dennoch sind manche Unfälle vermeidbar, wenn man nur nachdenkt und plant. Betrachten Sie Ihr Haus: sind die Treppen wirklich sicher? Sollten Sie nicht Geländer, zusätzliche Stützen oder andere Hilfen (s. Kapitel 9) einbauen? Haben Sie vielleicht notwendige Umbaumaßnahmen verschoben (vielleicht, weil man sich ungern ein Problem eingesteht)? Ich habe vielfach Angehörige sagen hören, dass Betroffene „zu stolz" oder „stur" sind.

Tabelle 3.1   Faktoren, die eine Verschlimmerung der Myotonen Dystrophie herbeiführen können

Verletzungen
Immobilität
Ungeplante Operationen oder Anästhesie
Übergewicht
Unkenntnis oder Nichtbeachtung der bekannten Komplikationen
Behandlung infolge einer falschen Diagnose

Die Bedingungen bei der Arbeit oder beim Autofahren sind ähnlich überprüfenswert, und durch Veränderungen kann man oft Abhilfe schaffen. Ziel bleibt aber immer: *Verletzungen unbedingt vermeiden.*

Immobilität kann auch aufgrund von Erkrankungen anderer Art oder wegen operativer Eingriffe zu einer Verschlechterung der Myotonen Dystrophie führen. In solchen Situationen fängt der Körper oft an, eigene Proteine abzubauen, zu denen auch die Muskeln zählen.

Übergewicht ist ein weiteres gravierendes Problem: Es verändert zwar nicht den eigentlichen Krankheitsverlauf, außer wenn gewichtsbedingt Verletzungen verursacht werden. Die Muskelschwäche kann aber aufgrund des Übergewichts sehr viel schlimmer erscheinen, weil den bereits geschwächten Muskeln eine zusätzliche Last zugemutet wird.

Eine Schwangerschaft führt üblicherweise nicht zu einer Verschlechterung, es sei denn, Komplikationen zwingen zur Immobilität. Eine zusätzliche Belastung stellt die Schwangerschaft aber schon dar, genauso wie die Versorgung kleiner Kinder. Körperliches Training ist wahrscheinlich nicht bedenklich, es sei denn, man zieht sich Verletzungen zu; eine Besserung des Krankheitsverlaufs ist dadurch jedoch nicht zu erwarten.

Insgesamt gibt es nur wenige Regeln, die jemand mit Myotoner Dystrophie speziell beherzigen muss, außer den Vorgaben seines oder ihres gesunden Menschenverstandes. Dennoch habe ich so oft erlebt, dass gerade diese nicht beachtet werden, dass ich es nicht für überflüssig halte, solche Dinge hier zu erwähnen.

4
Nicht nur eine Muskelerkrankung

Weitere Auswirkungen der Myotonen Dystrophie

Wenn man gerade mit einer Myotonen Dystrophie diagnostiziert worden ist, fällt es schwer genug zu akzeptieren, dass man unter einer Muskelerkrankung leidet, die in späteren Jahren zu ernsten Problemen führen kann. Eine zusätzliche Belastung ist es zu hören, dass man außerdem noch Herz- oder andere Beschwerden entwickeln kann, besonders da die Liste der möglichen Probleme lang und schwerwiegend erscheint. Ich werde in diesem Kapitel versuchen, diese Zusammenhänge realistisch, aber positiv darzustellen. Vor allem möchte ich aber klarstellen, wie sehr die Auseinandersetzung mit den Risiken und der Bedeutung dieser Aspekte zur Vermeidung ernsthafter gesundheitlicher Beschwerden beitragen kann und damit eines der wichtigsten Mittel zur Lebensplanung und Erhaltung der Kontrolle über die eigene Gesundheit darstellt. Bevor dies möglich ist, müssen Patienten und Ärzte erkennen, dass die Myotone Dystrophie *nicht nur eine Muskelkrankheit* ist.

In der Tabelle 4.1 sind allgemeine Gesundheitsprobleme aufgeführt, die mit der Myotonen Dystrophie einhergehen können. Die Liste mag bedenklich lang erscheinen, aber man muss betonen, dass die meisten Patienten nur einige der Probleme haben, manche

Patienten gar keine. Besonders wichtig ist aber, dass manche dieser Probleme vermieden oder erfolgreich behandelt werden können, *wenn sie nur erkannt werden*. Wie bereits erwähnt, sind manche dieser Symptome indirekte Folgen der Muskelschwäche, andere dagegen beruhen auf ganz anderen Prozessen. Kinder mit der Myotonen Dystrophie haben oft ganz andere Probleme, wie in Kapitel 5 dargestellt wird. Natürlich können Patienten mit Myotoner Dystrophie auch andere Erkrankungen entwickeln, deshalb ist immer sorgfältig zu überlegen, ob ein bestimmtes Symptom wirklich mit der Myotonen Dystrophie zusammenhängt.

Das Herz

Da das Herz ebenfalls ein Muskel ist, ist es nicht verwunderlich, dass es bei der Myotonen Dystrophie mitbeteiligt sein kann. Es sollte aber betont werden, dass dies nur bestimmte Aspekte betrifft. Zum Beispiel tritt die koronare Herzkrankheit, die häufigste Todesursache in vielen Ländern, nicht verstärkt auf, ebenso wenig Bluthochdruck oder Schlaganfall. In der Tat ist der Blutdruck bei der Myotonen Dystrophie eher niedrig; dies ist harmlos, solange Ärzte, etwa nach einem operativen Eingriff, sich bemühen, den Blutdruck zu „normalisieren".

Die häufigste Herzerkrankung, die im Zusammenhang mit der Myotonen Dystrophie auftritt, ist ein gestörter Herzrhythmus. Dies resultiert daraus, dass ein kleiner Bereich des Herzmuskels, der Überleitungsapparat, gestört wird, während der Rest des Herzens normal ist. Das kann zur Folge haben, dass der Herzschlag zu rasch, zu langsam oder aber unregelmäßig ist. Alle diese Störungen können die Herzfunktion beeinträchtigen und Atemnot, Herzstolpern, Schwäche oder Ohnmacht verursachen. Brustschmerzen sind dagegen selten. Alle diese Symptome müssen ernst genommen und untersucht werden, wozu stets ein Elektrokardiogramm (EKG) und eventuell andere Untersuchungen gehören. Werden ein Herzspezialist (Kardiologe) oder ein Internist einbezogen, müssen sie stets informiert sein, dass Sie an Myotoner Dystrophie leiden. Falls sie über die Erkrankung nicht Bescheid wissen, kann man ihnen Informationen mitgeben; umgekehrt, falls Sie bei einem Neurologen oder einer Neurologin in Behandlung sind, muss klar sein, dass dieser oder diese das Herz nicht vergisst (weil es nicht zu seinem Fachgebiet gehört).

Tabelle 4.1 Myotone Dystrophie – Allgemeine Beschwerden

Herz	Rhythmusstörungen
Thorax	Häufige Infektionen
Schlucken	Essen bleibt stecken; Würgen
Darmbeschwerden	Verstopfung, Durchfall
Magenschmerzen	Oft mit Darmbeschwerden einhergehend
Sehprobleme	Können aufgrund einer Linsentrübung auftreten
Schläfrigkeit	Vor allem tagsüber

Für die meisten Herzrhythmusstörungen gibt es eine zufriedenstellende Behandlung (s. Kapitel 9). Besser ist es jedoch, ihnen vorzubeugen. Erfreulicherweise ist das EKG eine gute Methode, um zukünftige Probleme vorauszusehen, besonders, wenn eine leichte Überleitungsstörung vorliegt. Deshalb sollte bei jedem Patienten anfangs nach der Diagnosestellung und danach jährlich ein EKG gemacht werden. Ein normales EKG schließt zwar Rhythmusstörungen nicht aus, es verringert aber das Risiko, dass in der nahen Zukunft eine wesentliche Herzrhythmusstörung auftritt, und es kann jährlich verglichen werden. Es ist wichtig zu erkennen, dass Herzstörungen

auch bei Betroffen entstehen können, deren Muskelsymptome sehr gemäßigt sind.

Brust und Lungen

Die Lungen selbst sind von der Myotonen Dystrophie nicht betroffen, gleichwohl aber die Muskeln
der Atmung (das Zwerchfell und die Interkostalmus-
keln). Dies kann unterschiedliche Probleme verursachen. Zum einen führen schwache Atemmuskeln zu
einem weniger kräftigen Hustenstoß, so dass es
schwieriger ist, die Lungen zu befreien, was häufigere
Atemwegsinfektionen zur Folge hat. Dies tritt in der
Regel bei stärker betroffenen Patienten auf, wird aber
verschlimmert, wenn Schluckprobleme zum Ver-
schlucken führen und Nahrung in die Lunge gelangt.
Falls Sie Myotone Dystrophie haben und häufiger an
Infektionen leiden, sollte sowohl die Kraft der Atemmuskeln, als auch die Möglichkeit einer Schluckstö-
rung untersucht werden. Dazu können spezielle
Tests vonnöten sein.

Die zweite Folge einer Schwäche der Atemmuskeln
ist ein Abfall des Sauerstoffs im Blut, besonders
nachts, was zu Müdigkeit und Kopfschmerzen führt.
Diese Dinge sollten mit bedacht werden. Einfache
Atmungstests können Anhaltspunkte dafür liefern,
ob zukünftig Probleme zu erwarten sind. Bei normalen Ergebnissen ist dies unwahrscheinlich.

Schluckprobleme

Viele Patienten mit Myotoner Dystrophie bemerken,
dass ihr Unterkiefer und ihre Zunge sich manchmal
steif anfühlen und Probleme beim Kauen und
Schlucken verursachen. Manchmal ist der Kiefer
auch wie „verklemmt", normalisiert sich aber meist
von selbst. Die Steifigkeit beim Kauen beruht auf der
Myotonie der beteiligten Muskeln, aber viel wichtiger

ist das, was in der „unwillkürlichen" Schluckmusku-latur geschieht, wenn die Nahrung die Speiseröhre Richtung Magen passiert.

Daran sind unwillkürliche = so genannte glatte Mus-keln beteiligt. Sind diese, wie bei der Myotonen Dys-trophie möglich, von der Krankheit betroffen, kann Nahrung oder Flüssigkeit unterwegs stecken bleiben oder in die Luftröhre eindringen, statt in den Magen. Dies kann, wie oben dargestellt, Atemwegsinfektion-en verursachen oder Husten beim Essen; das Essen kann nur schwer passieren und muss mit Flüssigkeit heruntergespült werden. Falls Schluckprobleme ver-stärkt auftreten, muss man dem mit speziellen Rönt-genuntersuchungen nachgehen. Spezielle Sprach-oder Schlucktherapeuten können oft sehr wirksam helfen. Behandlungsmaßnahmen werden in Kapitel 9 dargestellt. Vordringlich ist aber das Wissen der Ärz-te und Patienten darum, dass diese Beschwerden im Zuge der Myotonen Dystrophie auftreten können.

Bauchschmerzen und Darmstörungen

Diese Symptome treten extrem häufig auf bei der Myotonen Dystrophie und können für die Patienten sehr unangenehm sein, wenngleich sie selten bedroh-lich sind. Die tatsächliche Gefahr liegt darin, dass Chirurgen oder andere Ärzte sie fehl einschätzen und nicht erkennen, dass sie Teil der Myotonen Dystro-phie sind – bzw. nicht wissen, dass der Patient diese Erkrankung hat. Nur sehr selten sind chirurgische Eingriffe notwendig, die gefährlich sind und zudem wahrscheinlich wenig nützen werden. Es wird hier sehr deutlich, wie wichtig es für alle Patienten mit Myotoner Dystrophie ist, alle Aspekte ihrer Er-krankung zu kennen und in der Lage zu sein, gege-benenfalls ihre Ärzte zu informieren.

Bauchschmerzen, die aufgrund der Myotonen Dystrophie auftreten, sind in der Regel kolikartig und treten oft zentral im Bauch auf, können aber unterschiedlich lokalisiert sein. Sie beruhen wahrscheinlich auf ungeregelten Kontraktionen der Muskeln in der Dickdarmwand und ähneln dem Krankheitsbild des so genannten „Colon irritabile" mit z.T. starken Beschwerden. Meist helfen Medikamente, die den Darmmuskel entspannen, gut (s. Kap. 9). Starke Schmerzmittel, die abhängig machen können, sollten Sie aber vermeiden. Empfehlenswert ist eine gesunde, ballaststoffreiche Ernährung. Die Schmerzen können als Blinddarmentzündung, Darmverschluss oder Gallenblasenentzündung fehlgedeutet werden und zu operativen Eingriffen führen. Natürlich sind Patienten mit einer Myotonen Dystrophie nicht immun gegen derartige Erkrankungen. Dennoch sollten Sie einem Arzt, dem Ihre Myotone Dystrophie und die damit verbundenen Darmprobleme nicht bekannt sind, nicht gestatten, Sie zu operieren. Selbst wenn die Diagnose bekannt ist, sollte eine Operation möglichst vermieden werden, v.a. im Notfall.

Eine Belastung können auch im Wechsel auftretende Durchfälle und Verstopfung darstellen. Besonders häufig tritt dies bei betroffenen Kindern auf. Diese Symptome sind oft Anlass für Untersuchungen zum Ausschluss von Darmkrankheiten, wie z.B. Krebs. Die beteiligten Ärzte sollten auch hier Ihre Diagnose kennen.

Augenprobleme

Herabhängende Augenlider wurden bereits erwähnt und stellen nur selten ein Problem dar. Sie können operiert werden, dies schafft aber nicht immer dauerhaft Abhilfe. Schwerwiegender ist der Graue Star (Katarakt), eine Linsentrübung, die schon in relativ jungen Jahren auftreten kann. Das Aussehen der frühen Katarakte bei der Myotonen Dystrophie ist charakteristisch, so dass der Augenarzt oft als erster die Diagnose stellt. Erfreulicherweise ist das Ergebnis der Kataraktoperation meist sehr gut. Der Eingriff geschieht unter einer sehr leichten, meist örtlichen Anästhesie, so dass er nur ein minimales Risiko mit sich bringt.

Es ist seit vielen Jahren bekannt, dass der Katarakt bei manchen Patienten mit Myotoner Dystrophie als einziges medizinisches Problem ohne weitere Symptome oder mit nur minimaler Muskelbeteiligung auftritt. Dies ist besonders bei Patienten mit sehr spätem Erkrankungsalter der Fall, die u.U. erst von der Myotonen Dystrophie erfahren, wenn ein jüngeres Familienmitglied mit Muskelsymptomen diagnostiziert wird. Dies war bis vor Kurzem völlig rätselhaft, kann aber nunmehr durch die Veränderlichkeit des Gendefektes erklärt werden (s. Kapitel 7).

Obwohl der Katarakt das wichtigste Augensymptom ist, können einige andere Beschwerden, wie zum Beispiel Augenbrennen und übermäßiger Tränenfluss, vorkommen. Eine komplette augenärztliche Untersuchung ist ein sinnvoller Teil der Eingangsuntersuchung und sollte in mehrjährigen Abständen wiederholt werden; wenn Anzeichen eines Kataraktes bestehen, häufiger. In der Vergangenheit wurde die Augenuntersuchung dazu benutzt, Familienangehörige mit einem Risiko der späteren Erkrankung zu identifizieren. Dies war nicht immer zutreffend und ist durch die Genuntersuchung abgelöst worden.

Schläfrigkeit und ähnliche Symptome

Übermäßige Schläfrigkeit am Tage (Somnolenz) ist eine häufige Beschwerde von Patienten mit Myotoner Dystrophie; noch häufiger wird sie von deren Familie bemerkt. Viele Patienten schlafen bei jeder Gelegenheit ein, trotz ausreichendem Nachtschlaf und ohne besondere Aktivität am Tage. Obwohl eine Reihe von Medikamenten erprobt worden sind, unter anderem Modafinil, sind sie nicht immer hilfreich; dennoch sind viele Betroffene schon erleichtert zu erfahren, dass dies ein anerkannter Teil der Erkrankung ist. Es ist immer wichtig, unzureichende Atmung als Ursache auszuschließen (siehe oben). Dies ist allerdings nur bei einigen schwer betroffenen Personen der Fall.

Wahrscheinlich ist die übermäßige Tagesschläfrigkeit eine Sache des Gehirns und weniger der Muskeln; bei manchen Patienten zeigen sich weitere Symptome, die eher vom Gehirn ausgehen, wie Energielosigkeit oder Antriebsverlust. Diese Probleme sind bei der Erkrankung mit Beginn im Kindesalter am häufigsten. Es muss aber betont werden, dass viele, wahrscheinlich die Mehrzahl der Betroffenen mit Myotoner Dystrophie, diese Probleme nicht haben und erfolgreich ein Berufsleben bestreiten können.

Hormonelle Probleme

Diese treten bei Männern wie Frauen auf und werden möglicherweise nicht ausreichend beachtet. Der Anteil der Patienten mit Diabetes (schon in der Allgemeinbevölkerung sehr häufig) ist wahrscheinlich etwas erhöht, aber meist nicht schwerwiegend. In speziellen Tests zeigen viele Betroffene eine Neigung dazu, ohne letztlich daran zu erkranken.

Bei Männern kann eine verminderte Zeugungsfähigkeit aufgrund einer Atrophie (=Rückbildung) der Hoden auftreten. Impotenz und andere männliche Sexualprobleme werden mit Sicherheit zu wenig berücksichtigt. U.U. treten sie vermehrt auf, aber wie bei der Diabetes ist nur schwer festzustellen, ob sie tatsächlich häufiger sind, als in der Allgemeinbevölkerung. Die Fertilität ist bei Frauen weniger stark reduziert als bei Männern, jedoch können während der Schwangerschaft eine Reihe von Problemen auftreten, welche in Kapitel 6 abgehandelt werden. Menstruelle Probleme und andere häufige Frauenleiden sind wohl ebenfalls häufiger anzutreffen. Eine genaue Untersuchung im Hinblick auf diese und andere hormonelle (=endokrine) Probleme ist nicht bei allen Patienten erforderlich, sondern nur, wenn verdächtige Symptome vorliegen oder wenn einfache Tests (wie für den Diabetes) weitere Maßnahmen nahe legen.

Ich habe hier nicht alle selteneren Probleme aufgeführt, die im Zuge der Myotonen Dystrophie auftreten können, aber nicht direkt damit zusammenhängen. Tritt aber ein unabhängig scheinendes gesundheitliches Problem auf, ist es möglicherweise doch ratsam, Ihrem Arzt eine sorgfältige Prüfung etwaiger Zusammenhänge mit der Myotonen Dystrophie nahe zu legen. Dies gilt besonders, wenn eine Überweisung zu einem Chirurgen in Frage kommt. Falls Sie durch einen Facharzt untersucht werden, sollten Sie sicher gehen, dass dieser nicht den „Rest" Ihrer Erkrankung vergisst, der außerhalb seines Fachgebiets liegt. Denken Sie daran – es ist wichtig, selbst informiert und sein eigener Fürsprecher zu sein. Fachärzte sind zunehmend jeweils in sehr speziellen Bereichen der Medizin versiert und haben darüber hinaus nur wenig Praxis. Wenn es nur irgendwie möglich ist, sollten Sie bei einem Arzt in Behandlung stehen, der mit Ihrer Erkrankung als Ganzes vertraut ist und die Aktivitäten unterschiedlicher Fachleute koordinieren kann. Ein gut informierter Hausarzt, oder für Kinder ein Pädiater, sind dafür wahrscheinlich am besten geeignet. Am allerbesten ist eine spezielle Sprechstunde für Myotone Dystrophie und verwandte Krankheiten, diese sind allerdings noch sehr selten. Näheres dazu wird in Kapitel 9 besprochen.

Insgesamt sollte man dazu entschlossen sein, möglichst viel über seine Erkrankung und die dabei vorkommenden Probleme zu wissen. Wenn Sie dieses Buch gelesen haben, vor allem aber mit der Erkrankung leben, werden Sie mehr darüber wissen, als die meisten Ärzte. Allgemeine Gesundheitsprobleme können Sie dabei selbst, anders als die Muskelsymptome, weitgehend umgehen.

5

Myotone Dystrophie bei Kindern

Bislang wurde die Myotone Dystrophie hier als Erkrankung des Erwachsenenalters besprochen, so wie auch die meisten Ärzte und Patienten sie bisher wahrgenommen haben. Wenn man genau genug hinschaut, können geringe Anzeichen bereits bei älteren Kindern festgestellt werden. Vor dem Erwachsenwerden ergeben sich daraus jedoch meist keine Probleme. Die meisten Betroffenen mit typischer Myotoner Dystrophie sind als Kinder gesund.

Bei einer Patientengruppe liegt die Sache jedoch ganz anders. Ernste Probleme treten hier schon bei Neugeborenen oder Kleinkindern auf. Viele dieser Probleme sind völlig anderer Natur als die bei Erwachsenen. Sie sollten in einem eigenen Kapitel behandelt werden. Ich habe dieses aus Sicht der Eltern eines betroffenen Kindes geschrieben, und nicht, wie sonst im Buch, aus der Patientensicht.

Lassen Sie uns beginnen, wo für die meisten dieser Eltern der Anfang ist. Sie wissen nichts über die Myotone Dystrophie, es gibt keine Vorgeschichte von Muskelerkrankungen in der Familie, aber Ihr neugeborenes Kind hat ernste Schwierigkeiten mit der Atmung und der Nahrungsaufnahme und liegt womöglich auf einer Intensivstation, vielleicht mit künstlicher Beatmung. Die Ärzte waren wahrscheinlich anfangs über die Ursache unsicher, haben aber jetzt eine Myotone Dystrophie diagnostiziert. Die Situation wird oft dadurch erschwert, dass Sie, die Mutter, ebenfalls zu einem geringen Ausmaß von einer Myotonen Dystrophie betroffen zu sein scheinen, obwohl Sie sich für ganz gesund hielten. Nun scheint es, dass Sie unwissentlich diese Erkrankung in einer sehr schweren Form an Ihr Kind weiter gegeben haben.

Jeder Mensch, der in diese Situation kommt, muss unweigerlich das Gefühl haben, dass sein oder ihr Leben in Scherben liegt, und eine Mischung aus Trauer, Schuldgefühl und Zorn sorgt dafür, dass Sie anfangs nur wenig von dem aufnehmen können, was Ihnen mitgeteilt wird. Anfangs wird es auch nur wenig helfen, dieses Kapitel durchzulesen. Aber mit der Zeit ändern sich Ihre Gefühle, und Sie werden das Bedürfnis verspüren, diesen Schlag besser verstehen zu lernen, auch um womöglich etwas für sich und Ihre Familie tun zu können. Das ist der Zeitpunkt, an dem es wichtig wird, dass Sie genaue Informationen über die Myotone Dystrophie und ihre Auswirkungen auf Ihr Kind und sich selbst benötigen.

Wahrscheinlich haben Sie inzwischen Material über die Myotone Dystrophie gelesen, aber es kann sein, dass Sie darin nur wenig über die Erkrankung bei Kindern gefunden haben. Ihr Baby hat wahrscheinlich Probleme, die sich ganz anders darstellen, Sie haben andere Fragen und benötigen andere Antworten.

Beginnen wir mit dem Namen – „Kongenitale Myotone Dystrophie". „Kongenital" bedeutet, dass eine Erkrankung von Geburt an vorhanden ist. Dies ist das wesentliche Merkmal der Kongenitalen Myotonen Dystrophie, auch wenn bei manchen Kindern die Anzeichen nach der Geburt noch kaum sichtbar sind. Tatsächlich kann die Erkrankung schon vor der Geburt begonnen und während der Schwangerschaft

Probleme verursacht haben, auf die ich später eingehe.

Welches sind die Hauptprobleme, die ein Neugeborenes mit Myotoner Dystrophie erwarten? Ich habe sie in Tabelle 5.1 aufgeführt; sie haben alle damit zu tun, dass die Muskeln sehr schwach und unterentwickelt sind.

Die größte unmittelbare Gefahr stellen Probleme bei der Atmung dar. Sie können zur Folge haben, dass das Kind auf die Intensivstation muss. In der Vergangenheit sind viele dieser Kinder daran verstorben, weil die Möglichkeit der künstlichen Beatmung weniger weit verbreitet war, aber auch weil die Kongenitale Myotone Dystrophie in einer Zeit, in der ohnehin viel mehr Kinder nach der Geburt früh verstarben, gar nicht erkannt wurde. Der Hauptgrund für diese Atemprobleme ist, dass die Atemmuskeln schwach und unterentwickelt sind. Dazu kommt, dass gesunde Kinder im Mutterleib Atemansätze machen, die dazu beitragen, die Muskeln zu kräftigen und die Lunge auszureifen. Kinder mit Myotoner Dystrophie haben schwache Atemmuskeln und müssen gleichzeitig besonders steife Lungen mit Luft füllen. Diese Kombination bedingt, dass manche nicht überleben können.

Schlucken und gefüttert werden sind die nächsten Hürden für das Kind; dazu sind wieder gut entwickelte und koordinierte Muskeln nötig, und bei der Kongenitalen Myotonen Dystrophie können gerade die hierzu notwendigen Muskeln (in Gesicht, Kiefer und Gaumen) besonders schwer betroffen sein. Wie bei Erwachsenen auch, können Speiseanteile in die Luftröhre gelangen und Atemprobleme verursachen, auch bei Kindern, die anfangs normal atmen konnten. Spezielle Fütterfläschchen, die sonst bei Frühgeborenen benutzt werden, können hier hilfreich sein.

Viele Kinder mit der Erkrankung bewegen sich wenig und erscheinen beim Hochheben schlaff – sie werden als „hypoton" bezeichnet oder mit dem englischen Begriff „floppy babies". Als Schwangere haben Sie vielleicht auch festgestellt, dass sich Ihr Kind im Mutterleib nur wenig bewegt hat. Dieser allgemeine Bewegungsmangel spiegelt die schwache Entwicklungsstufe der Muskeln im Körper des Kindes wider. Unter dem Mikroskop sieht das so aus, als wären die Muskeln in einer frühen Entwicklungsstufe stehen geblieben.

Tabelle 5.1   Kongenitale Myotone Dystrophie –
Hauptbeschwerden bei Säuglingen

Problem	Ursache
Mangelhafte Atmung	Unterentwickelte Atemmuskulatur
Unvermögen, zu essen oder zu saugen	Schwache Schluck- und Gesichtsmuskulatur
Wenig oder keine Mimik	Besonders schwache Gesichtsmuskeln
Schlappheit; kaum spontane Bewegungen	Allgemein schwache und unterentwickelte Muskulatur
Nach unten hängende Füße („Spitzfuß")	Ungleichgewicht der Muskeln im Mutterleib

Der allgemein schlechte Entwicklungszustand der Muskulatur kann Folgen haben, die auf den ersten Blick mit einer Muskelerkrankung nur wenig zu tun zu haben scheinen. Beispielsweise können die Füße nach unten feststehen, so genannte „Spitzfüße". Manchmal bestehen auch an anderen Stellen Gelenkversteifungen. Dies spiegelt wieder, dass sich das Kind in der Schwangerschaft nicht normal bewegt hat. Das Ungleichgewicht zwischen den Muskelgruppen verursacht eine Versteifung.

Ich habe schon angesprochen, dass viele Mütter dieser betroffenen Kinder schon in der späten Schwangerschaft Probleme bemerkt haben, wie z.B.

geringe Kindsbewegungen. Ultraschalluntersuchungen können heutzutage abnorme Gelenkstellungen feststellen. Ein weiteres Problem in der Schwangerschaft ist das so genannte „Hydramnion" oder „Polyhydramnion", wie übermäßige Flüssigkeit in der Gebärmutter medizinisch bezeichnet wird. Dies ist wahrscheinlich auf das Unvermögen des Kindes zurückzuführen, die Flüssigkeit um sich herum zu schlucken, die sich dann langsam ansammelt.

Insgesamt habe ich die Kongenitale Myotone Dystrophie als eine sehr ernste Erkrankung dargestellt. Dies trifft besonders für Kinder mit einer Kombination der beschriebenen Probleme zu, wie Sie eventuell selbst schon feststellen mussten. Trotz aller Bemühungen und moderner Intensivmedizin versterben noch viele Neugeborene, und die Aussichten für die Überlebenden sind nicht gut. Insgesamt ist die Wahrscheinlichkeit, dass ein Kind nicht überleben wird umso größer, je schwerer die anfänglichen Probleme sind und je länger ein Kind beatmet werden muss.

Ich werde im Folgenden noch zu den Problemen der späteren Kindheit und des Heranwachsens kommen, aber an dieser Stelle stellt sich für Eltern und Ärzte gleichermaßen die Frage, wie weit man gehen und wie lange man mit aktiven Maßnahmen, wie z.B. künstlicher Beatmung, arbeiten soll. Es gibt dafür keine einfache Antwort, und es ist auch richtig, dass solche Fragen nicht mit leichter Hand zu beantworten sind. Ich persönlich denke, dass es wichtig ist, alle Eltern in dieser Situation in die Entscheidung mit einzubeziehen. Welche Entscheidung dann getroffen wird, hängt zum großen Teil davon ab, wie schwer die Erkrankung bei dem betroffenen Kind zu diesem Zeitpunkt ist, zum Teil aber auch von Ihren persönlichen Wünschen und weltanschaulichen Einstellungen. Ein weiterer wichtiger Aspekt sollte aber die Kenntnis der wahrscheinlichen Aussichten und der

Krankheitsprognose sein, sowohl in der längeren Sicht als auch unmittelbar. Es ist schwer für Eltern, die wenig oder gar nicht über die Erkrankung Bescheid wissen und durch das Geschehen mitgenommen sind, eine sachkundige Entscheidung zu fällen, die ernste und langfristige Konsequenzen mit sich bringt. Wie Ihre Entscheidung auch ausfällt, sie sollte von den beteiligten Ärzten respektiert und mitgetragen werden.

Die Diagnose der Kongenitalen Myotonen Dystrophie

Wie können Sie sicher sein, dass Ihr Kind eine Myotone Dystrophie und nicht eine der vielen anderen ernsten Erkrankungen der Nerven und Muskeln hat, die Neugeborene betreffen? Dies ist schwierig zu beantworten, weswegen die Diagnosestellung oft sehr langwierig ist. Glücklicherweise hat sich die Situation inzwischen deutlich gebessert, zum einen weil mehr Pädiater, besonders im Neugeborenenbereich, die Erkrankung kennen. Andererseits weist der genetische Test im Blut nicht nur die spezielle Veränderung nach, die auf die Myotone Dystrophie schließen lässt. Er zeigt auch, dass diese extrem groß ist, was für die schwere Form typisch ist. Der dritte, besorgniserregendere, Grund ist, dass bei Ihnen als Mutter schon leichte Zeichen der Erkrankung gefunden worden sind, obwohl Sie es selbst womöglich nicht bemerkt haben. Eine Vorgeschichte von Myotoner Dystrophie in anderen Zweigen der Familie kann ebenfalls einen Anhalt gegeben haben, aber der Nachweis einer Myotonie sowie eventuell einer geringen Schwäche bei Ihnen, zusammen mit den Problemen Ihres Kindes, wird zum Anlass für die genetische Untersuchung und die Bestätigung, dass die Myotone Dystrophie die Ursache des Problems ist.

Die weiteren Folgen für die Familie werden im nächsten Kapitel besprochen.

Die nächsten Jahre

Wenn Ihr Kind die ernsten Probleme der ersten Lebenswochen überstanden hat bzw. wenn die Erkrankung zu diesem Zeitpunkt nicht so schwer war, was können Sie während seiner ersten Lebensjahre erwarten? Zunächst ist es ausgesprochen unwahrscheinlich, dass Ihr Kind während dieser Zeit versterben wird, außer wenn es noch Probleme infolge einer langdauernden Behandlung auf der Intensivstation gibt. Es ist sogar zu erwarten, dass sich die Situation bezüglich Atmung und Ernährung bessern wird, auch wenn dies noch Problembereiche bleiben können. Die „Meilensteine" der Entwicklung, wie Sitzen und Gehen, werden zwar verzögert, aber dennoch alle erreicht. Wegen der Fußprobleme wird Krankengymnastik oder unter Umständen auch chirurgische Behandlung nötig sein, aber Ihr Kind wird mit Sicherheit das Gehen und frei Laufen lernen. Dies ist ganz anders als bei manchen anderen Muskelerkrankungen des Neugeborenenalters, und es ist sehr wichtig, dass Sie und die Beteiligten bei der Behandlung dies klar wissen. Eine aktive Einstellung ist notwendig und davon sollten Sie sich nicht abbringen lassen, auch wenn man Ihnen erzählt, dass Ihr Kind nie laufen lernen wird – er oder sie wird es doch mit der Zeit.

Der schlaffe Muskeltonus der Neugeborenenzeit bildet sich ebenfalls allmählich zurück; ein gewisses Maß an Muskelsteifigkeit (Myotonie) kann dann entstehen, ist aber selten von Bedeutung. Falls ein Säugling oder Kleinkind dagegen eine schwere Myotonie hat, ist eine Myotone Dystrophie weniger wahrscheinlich als andere myotone Erkrankungen, und die Diagnose sollte überprüft werden.

Eine Reihe körperlicher Probleme verbleiben aber meist und können allmählich zunehmen; manchmal wird die Diagnose erst dann erkannt. Die Schwäche der Gesichtsmuskeln kann sehr deutlich sein, ebenso die Kieferschwäche. Beide können zu einer undeutlichen Aussprache führen. Der Mangel an Gesichtsausdruck wird oft als Unfähigkeit zu Verstehen fehlgedeutet werden.

Die Frage nach der geistigen Entwicklung beginnt nun in den Vordergrund zu treten, und dies kann den Eltern genauso viele oder noch mehr Sorgen bereiten, als die körperlichen Probleme. Unglücklicherweise haben die meisten Kinder mit einer von Geburt an bestehenden Erkrankung, im Gegensatz zu der Myotonen Dystrophie mit Beginn im Erwachsenenalter, eine merkliche intellektuelle Einschränkung, die offenbar seit der Geburt oder noch davor besteht und mit Veränderungen im Kernspintomographiebild des Gehirns einhergeht. Normalerweise verschlimmert sich dieses nicht mit der Zeit, die Ausprägungen bei verschiedenen Kindern unterscheiden sich aber beträchtlich.

Allein durch die Atemprobleme nach der Geburt lässt sich das nicht erklären. Das Ausmaß ist auch oft schwer zu bestimmen wegen der Sprechstörung und dem Mangel an Gesichtsausdruck. Aber im Allgemeinen bereitet es ernste Probleme, besonders, wenn im weiteren Leben Fragen der Ausbildung und der zukünftigen Lebensführung anstehen.

Verständlicherweise wollen sich viele Eltern ungern eingestehen, dass ihr Kind diese Last zusätzlich zu den körperlichen Problemen zu tragen hat. Es ist aber wichtig, dies zumindest als Möglichkeit zu akzeptieren, damit frühzeitig genaue körperliche und psychologische Tests durchgeführt werden können. Mit diesen kann festgestellt werden, welcher Anteil der Entwicklungsverzögerung aufgrund körperlicher

Probleme auftritt und welcher Anteil einen geistigen Hintergrund hat.

Jugendalter und danach

Unsere Kenntnis des Langzeitverlaufes bei Kindern mit Kongenitaler Myotoner Dystrophie ist noch begrenzt, da die Erkrankung noch nicht so lange bekannt ist. Außerdem würden viele derer, die vor 30 Jahren noch verstarben, heute überleben. So muss unser heutiger Wissensstand noch als vorläufig gelten.

Auch in der späten Kindheit und im Jugendalter gibt es nur wenige Todesfälle, so dass Sie sich als Elternteil auf eine längerfristige Betreuung vorbereiten müssen. Wie bei anderen, gesunden Familien ist es möglich, dass Sie vor Ihrem Kind versterben. Bezüglich der körperlichen Gesundheit beginnen die typischen „erwachsenen" Symptome der Myotonen Dystrophie in der späten Kindheit in Erscheinung zu treten und werden im Jugendalter deutlicher. Wenn sie erwachsen sind, haben diese Patienten dann meist eine schwerere Muskelerkrankung als der Durchschnitt, aber dies scheint nicht rascher fortzuschreiten als bei den im Erwachsenenalter Erkrankten.

Es ist sehr wichtig, dass die Betreuung nicht abreißt, wenn der Patient oder die Patientin die Kinderarztpraxis verlässt; hier kann eine spezialisierte Muskelambulanz Kontinuität sichern. Allgemeine Gesundheitsprobleme, speziell Schluck- und Verdauungsprobleme, können Schwierigkeiten machen, besonders Verstopfung, welche zu einem Kotstau führen kann. Es ist auch wichtig zu wissen, dass die Schließmuskeln sehr schlaff sein können, was zu Stuhlschmieren führen und von Ärzten als Zeichen sexuellen Missbrauchs fehlgedeutet werden kann. Ich habe miterlebt, wie dies einer Familie viel Leid verursacht. Die Ärzte müssen wissen, dass es einen direkten Zusammenhang zwischen der Verstopfung und der Darmmuskelschädigung gibt, und dass der Muskelbefall im Enddarmbereich wie auch anderswo vorkommt. Wie bei Erwachsenen ist auch das regelmäßige Elektrokardiogramm (EKG) zur Überprüfung der Herzüberleitung erforderlich.

Am schwierigsten zu ertragen sind für die Eltern die Konsequenzen der geistigen Behinderung. Eine Studie von Kollegen und mir hat gezeigt, dass nur sehr wenige Patienten mit Kongenitaler Myotoner Dystrophie ein unabhängiges Leben oder ein Berufsleben ohne Unterstützung führen können. Dies ist wahrscheinlich die Folge einer kombinierten körperlichen und geistigen Behinderung und bedeutet für die Familie eine schwere Langzeitbelastung. Infolgedessen muss sehr sorgfältig geplant und die optimale Hilfe von öffentlichen Einrichtungen und Schulen einbezogen werden, um auf lange Sicht ein möglichst günstiges Ergebnis zu erreichen.

Wie sieht es schließlich mit dem Rest der Familie aus? Sie als Mutter haben sehr wahrscheinlich selbst eine Myotone Dystrophie. Dies mag unbedeutend gewesen sein, als Ihr Kind geboren wurde, aber es ist unerlässlich, dass auch Sie Vorsorge bezüglich operativer Eingriffe und weiterer Aspekte treffen, die an anderer Stelle im Buch beschrieben sind. Bis Ihr Kind 20 Jahre alt ist, kann es zudem sein, dass Sie selbst merkliche Probleme haben, und Sie sollten dafür sorgen, dass Sie sich selbst ebenso regelmäßig als Patientin überwachen lassen, wie Sie die Sprechstunde als Mutter besuchen. Vermeiden Sie körperliche Belastungen wie schweres Heben und achten Sie auch auf sich selbst, statt Ihr Leben ausschließlich auf das betroffene Kind auszurichten. Schließlich werden Sie ganz besonders gebraucht, und Sie schulden es sich und Ihrem Kind, möglichst gesund zu bleiben.

Falls Sie andere Kinder haben, tragen diese ebenfalls ein Risiko, betroffen zu sein. Fragen zu genetischen Risiken werden in Kapitel 6 besprochen, und es ist wichtig, dass Sie als Patient und als Elternteil vollständig und genau über die Wahrscheinlichkeit informiert sind, dass die Myotone Dystrophie in der Familie erneut auftreten könnte.

Myotone Dystrophie mit Beginn im Kindesalter

Diese Gruppe steht zwischen der mit Beginn bei der Geburt (Kongenitale Myotone Dystrophie) und der mit Beginn im Erwachsenenalter. Diese Kinder erleben nicht die schweren medizinischen Probleme bei der Geburt, die bei der kongenitalen Form beobachtet werden, und sowohl Vater als auch Mutter können das Gen tragen. Meist stehen Schwierigkeiten im Zusammenhang mit der geistigen Entwicklung oder Verhaltensauffälligkeiten im Vordergrund. Muskelsymptome fallen oft lange nicht auf, bis klar wird, dass das Kind körperliche wie auch intellektuelle Probleme hat. Es ist überaus wichtig, dass Schulen und andere Beteiligte diese Kombination würdigen. Ernste medizinische Probleme sind in der Kindheit selten, aber die Bedeutung einer regelmäßigen Überprüfung medizinischer Aspekte wie der Herzfunktion und von Vorsichtsmaßnahmen bei chirurgischen Eingriffen muss betont werden.

6
Familienzusammenhänge und Genetisches Risiko

Bisher haben wir in diesem Buch die Myotone Dystrophie aus der Sicht einer oder eines Betroffenen gesehen – Diagnose, Befallsmuster, Verlauf und weitere Auswirkungen, sowie die besonderen Probleme betroffener Kinder. Sie haben aber wahrscheinlich schon zu einem frühen Zeitpunkt der Untersuchung die Begriffe „genetisch" und „erblich" gehört; Ärzte werden Familienangehörige in einer Weise befragt haben, die vermuten lässt, auch sie seien möglicherweise davon betroffen, auch wenn dies nicht der Fall ist. Es ist möglich, dass Sie auch schon von anderen Angehörigen wissen, die Myotone Dystrophie oder zumindest verdächtige Symptome haben. Oder, noch besorgniserregender, Sie haben bei Ihren Kindern oder bei engen Angehörigen Zeichen festgestellt, die an Ihre eigene Erkrankung erinnern.

Dies ist eine schwere Belastung, wir haben das schon im Zusammenhang mit schwer betroffenen Kindern und ihren Müttern gesehen. Sie wirkt sich aber noch auf eine Vielzahl weiterer Aspekte aus: Familien sind sehr unterschiedlich, und unterschiedliche Familienzweige kommen nicht immer gut miteinander aus. Manche Familien sind über die ganze Welt verstreut, und die Mitglieder haben wenig oder keinen Kontakt zueinander. „Kinder" werden schnell erwachsen und müssen ihre eigenen Lebensentscheidungen treffen, während Großeltern alt und gebrechlich werden und ungern akzeptieren, dass in der Familie eine Erkrankung existiert. Zusammengenommen bedeutet dies eine ganze Menge unterschiedlicher Probleme, die zu bedenken sind.

Dieses Kapitel ist auch für Angehörige, die, obwohl selbst gesund, gerade erfahren haben, dass Myotone Dystrophie in der Familie vorliegt. Welche Risiken birgt diese Nachricht, die oft unvermittelt kommt, für Sie und für Ihre eigene Familie?

Manche Menschen neigen an diesem Punkt dazu, ihre Augen vor den Möglichkeiten eines Risikos in der Familie zu verschließen und „begraben" das ganze Thema. Dies ist zwar verständlich, aber nicht sinnvoll, da zum einen echter Schaden durch Unwissenheit entstehen kann. Zum anderen kommt der wahre Sachverhalt früher oder später meist ans Licht und führt bei den Angehörigen zu Zorn und Verbitterung darüber, dass ihnen wichtige Informationen vorenthalten wurden. Besonders wichtig ist dabei, dass heutzutage professionelle Hilfe verfügbar ist, um diese Last zu mindern und zu helfen, die Fragen der Angehörigen, auf die Sie keine Antwort geben können, vollständig zu beantworten.

Als Genetiker bilden die erblichen Erkrankungen und ihre Risiken mein Fachgebiet. In meiner über 30-jährigen Berufstätigkeit habe ich neben der Myotonen Dystrophie Erfahrungen mit einem breiten Spektrum von Erkrankungen gesammelt und aus erster Hand die meisten Fragen und viele der in diesem Zusammenhang entstehenden Probleme erlebt. Die wichtigsten werde ich in diesem Kapitel umreißen. Wenn auch auf manche Fragen nicht so genaue Antworten möglich sind, zeigt meine Erfahrung doch, dass es den meisten Menschen hilft, ihre Fragen zu stellen und ihre Sorgen im Detail äußern zu können.

Über die Erblichkeit der Erkrankung

Die Myotone Dystrophie ist in der Tat eine Erkrankung, die auf einer genetischen Veränderung beruht und weiter vererbt werden kann. Deshalb wird hier zunächst die Vererbung erklärt, bevor auf die praktischen Aspekte genetischer Risiken eingegangen wird.

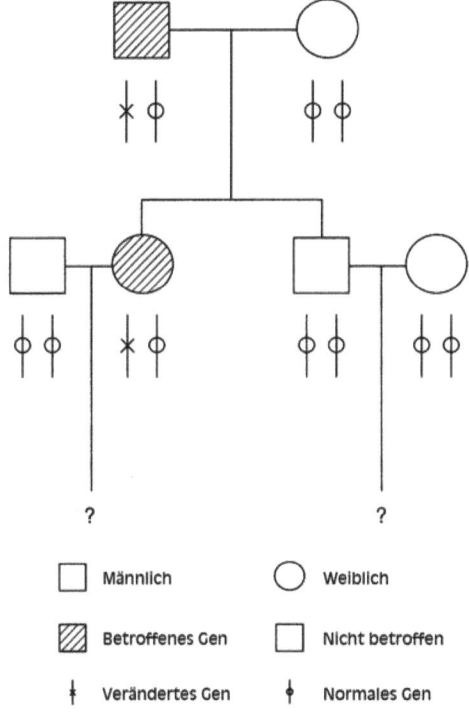

☐ Männlich	◯ Weiblich
▨ Betroffenes Gen	☐ Nicht betroffen
✚ Verändertes Gen	✚ Normales Gen

Abb. 6.1 Genetische Risiken bei Myotoner Dystrophie

Die Funktionen unseres Körpers werden zumindest zu einem Teil von genetischen Merkmalen, den etwa 30.000 Genen bestimmt. Wenn eines dieser Gene defekt ist, kann daraus eine erbliche Erkrankung resultieren. Bei der Myotonen Dystrophie ist ein bestimmtes Gen verändert (s. Kapitel 7), welches inzwischen identifiziert worden ist. Die „Mutation", welche die Myotone Dystrophie verursacht, kann damit durch einen genetischen Test nachgewiesen werden.

Jeder von uns hat 2 Kopien von allen Genen, eines von jedem Elternteil. Für manche genetischen Krankheiten, wie die Myotone Dystrophie, gilt, dass nur eine dieser Kopien verändert sein muss, um die Erkrankung zu verursachen. Dies bedeutet, dass jede betroffene Person eine kranke und eine gesunde Kopie hat.

Das einfache Diagramm und der Stammbaum in Abb. 6.1 werden Ihnen helfen, diesen Sachverhalt sowie den möglichen Erbgang der Erkrankung zu verstehen. Im Beispiel habe ich ein Elternpaar mit 2 Kindern gewählt. Beachten Sie, dass in Stammbäumen männliche Personen als Rechteck und weibliche als Kreis dargestellt werden.

Bei unserem Beispiel leidet der Vater an der Myotonen Dystrophie, aber Sie können sehen, dass er auch eine normale Kopie des Gens besitzt. Jedes Kind erhält nur eine Kopie des Gens vom erkrankten Elternteil. Die zweite kommt von dem anderen, hier der Mutter, welche zwei gesunde Gene besitzt. Ob ein Kind erkrankt, hängt davon ab, welches der beiden Gene vom erkrankten Elternteil vererbt wird. Da es gleich wahrscheinlich ist, ob das erkrankte oder das gesunde Gen vererbt wird, ist die Chance 50% oder 50:50 (s. Tabelle 6.1).

Ich habe hier dargestellt, dass die Tochter die Erkrankung erbt. Die Wahrscheinlichkeit, die Erkrankung zu erben und sie weiter zu vererben, ist aber für männliche wie für weibliche Kinder gleich. Ich hoffe, dass ich damit das 50%ige Risiko erklären konnte, welches die Grundlage für viele der genetischen Risiken bei der Myotonen Dystrophie ist. Sehen wir uns die Abbildung wieder an und stellen uns vor, dass nun Sohn und Tochter nach den Risiken für ihre Kinder fragen, so können wir klar erkennen, dass für die Kinder des Sohnes kein Risiko besteht, da bei ihm beide Genkopien gesund sind. Die Kinder der Tochter tragen aber erneut das gleiche 50%ige Risiko, das bereits in der vorherigen Generation vorlag.

Tabelle 6.1 Genetische Risiken bei Myotoner Dystrophie

Kinder betroffener Eltern	50 %
Kinder nicht betroffener Eltern	0

Dieses sehr einfache Muster, welches als *autosomal dominante Vererbung* bekannt ist, gilt generell für alle Familien mit Myotoner Dystrophie. Alle Unsicherheiten, die im Weiteren dargelegt werden, resultieren nicht aus Unterschieden in der Vererbung der Mutation, sondern aus Unterschieden in der Art, wie die Genveränderung als Myotone Dystrophie in Erscheinung tritt. Bevor wir aber diese Besonderheiten besprechen, müssen wir einige häufige Fehler bei der Einschätzung des Vererbungsrisikos berichtigen. Folgenden Irrtümern bin ich begegnet:

1. Ich habe 2 Kinder und sie haben beide Myotone Dystrophie. Wie konnte dies geschehen, wenn Sie sagen, dass das Vererbungsrisiko 50% beträgt?

2. Ich habe ein Kind bekommen, welches Myotone Dystrophie hat. Da das Risiko 50% war, kann ich nun ein weiteres ohne Erkrankungsrisiko bekommen?

3. Ich war das erste Kind der Familie und habe die Erkrankung geerbt. Haben meine Kinder nun ein besonders hohes Risiko?

Diese drei Fragen und andere, ähnliche (s. Tab. 6.2), beziehen sich auf den Sachverhalt, dass das 50%ige Risiko für jedes Kind neu gilt.

Tabelle 6.2   Genetische Risiken bei Myotoner Dystrophie

Faktoren, die das Risiko *nicht* beeinflussen
Die Geburtenfolge in der Familie
Das Geschlecht (bei Eltern und Kindern)*
Es ist bereits ein betroffenes Kind da oder nicht
Anzahl der betroffenen Familienmitglieder
Schwere der Erkrankung bei den Eltern*

*Diese Faktoren können sich auf die Schwere der Erkrankung auswirken (s. Text), aber nicht auf das generelle Erkrankungsrisiko.

Die Situation bei den anderen Kindern hat keinen Einfluss auf das Erkrankungsrisiko eines neuen Kindes, auch die Reihenfolge ist ohne Bedeutung in diesem Zusammenhang. Es ist jedes Mal wieder das gleiche Risiko, wie beim Münzenwurf „Kopf" oder „Zahl". Damit kommen wir zu weiteren Fragen zur Vererbung.

Kinder eines betroffenen Elternteils

Ich habe bereits angesprochen, dass die Chance der Kinder, die Erkrankung *nicht* zu erben, 50 % beträgt. Dabei spielt es keine Rolle, ob das erkrankte Elternteil männlich oder weiblich ist, oder ob sie oder er leicht oder schwerer betroffen ist. Jedoch sind solche Faktoren für die Kinder, die das kranke Gen doch geerbt haben, durchaus wichtig in Bezug auf Schweregrad und Erkrankungsalter. Was das betrifft, werden die Einschätzungen sehr viel unpräziser, so dass ich hier keine genauen Zahlen nenne. Bei diesen

Dingen ist eine Einzelberatung durch Experten sehr zu empfehlen.

Im Allgemeinen trifft das Kind eines erkrankten Elternteils eine gewisse Wahrscheinlichkeit, etwas früher und schwerer zu erkranken als die Mutter oder der Vater. Dies ist aber eine Durchschnittserwartung, die nicht in jedem Fall eintreten wird. Weshalb dies der Fall ist, wird im nächsten Kapitel besprochen. Die Genveränderung ist aber prinzipiell „instabil" und kann von einer Generation zur nächsten zunehmen. Dieser Vorgang wird „Antizipation" genannt.

Erkrankte Frauen tragen ein besonderes Risiko, dass ihre betroffenen Kinder an der schweren kongenitalen Form leiden, während dies nur selten geschieht, wenn der Vater die Genveränderung trägt. Dem liegt anscheinend der Umstand zugrunde, dass männliche Samen, die eine sehr große Genveränderung tragen, entweder nicht überleben oder sich zumindest nicht fortpflanzen können. Es muss auch bemerkt werden, dass nur bei Frauen, die Symptome haben (wenn auch nur milde), ein hohes Risiko besteht, kongenital erkrankte Kinder zu bekommen. Leidet zudem ein Kind an der kongenitalen Myotonen Dystrophie, ist es sehr wahrscheinlich, dass weitere *betroffene* Kinder ebenfalls eine schwere Form bekommen. Damit sind aber die Kinder dieser Mutter, die keine augenscheinlichen Symptome haben, wahrscheinlich auch gar nicht betroffen.

Risiken für gesunde Verwandte

Wenn die Myotone Dystrophie einmal in der Familie diagnostiziert worden ist, dauert es nicht lange, bis die anderen, gesund erscheinenden Angehörigem sich zu fragen beginnen, ob sie oder ihre Kinder eventuell das Risiko tragen zu erkranken oder das Gen weiter zu vererben. Wie häufig tatsächlich diese Nachfrage kommt, ist von Familie zu Familie naturgemäß sehr unterschiedlich. Manche Familienmitglieder brauchen Zeit, um sich mit den Risiken befassen zu können, andere wollen möglichst schnell Antworten bekommen. Hier wird professionelle Hilfe in einer Sprechstunde für medizinische Genetik besonders vonnöten. Es ist wichtig, nicht in eine Situation zu geraten, in der viele Familienmitglieder sehr besorgt sind, aber gegensätzliche Ansichten haben, was unternommen werden muss und nicht wissen, wo Hilfe zu bekommen ist. Wenn Sie also mit jemandem, der mit Myotoner Dystrophie diagnostiziert worden ist, eng verwandt sind (zum Beispiel Bruder oder Schwester), woher können Sie die Beratung und Hilfe erhalten, die Sie benötigen? Hier sind einige Vorschläge.

Zunächst müssen Sie sich überlegen, ob Sie bei sich selbst Symptome feststellen können, die mit der Myotonen Dystrophie zusammenhängen könnten. Natürlich sind Muskelsteifigkeit oder Muskelschwäche relevant, es kann sich aber auch um einen frühen Grauen Star oder eine ungeklärte Herzrhythmusstörung handeln. Es könnte sein, dass Sie sich schon seit Jahren um solche Symptome Gedanken machen, aber nie beim Arzt waren, oder dass die Ärzte die Myotone Dystrophie als Erklärung noch nicht in Betracht gezogen haben. Falls Sie in dieser Situation sind, kann die Diagnose der Myotonen Dystrophie eventuell sogar eine Erleichterung bedeuten. Zumindest hilft sie aber, potentiell ernste medizinische Gefahren zu vermeiden. Der richtige Weg wäre jetzt, die Hilfe eines medizinischen Experten zu suchen, um sich gründlich untersuchen zu lassen und genetische Fragen zurückzustellen bis klar ist, ob Sie die Erkrankung haben oder nicht.

Wenn Sie aber völlig gesund sind oder wenn Ihre Symptome keinen Zusammenhang mit der Myotonen Dystrophie aufweisen, wird es dennoch Fragen geben wie: „Kann ich eventuell später im Leben die

Krankheit entwickeln?" oder „Kann ich die Erkrankung weiter vererben, auch wenn ich selbst gesund bleibe?" Hier kommen wir zur genetischen Beratung, wobei davon auszugehen ist, dass ein Spezialist auf diesem Gebiet mehr Erfahrung hat als Neurologen oder Internisten, die sich verständlicherweise mehr mit den Patienten befassen, bei denen bereits die klinisch fassbare Erkrankung vorliegt.

Um einen Anhaltspunkt zu geben, was sich ereignen kann, ist eine Beschreibung meiner Praxis auf diesem Gebiet vielleicht hilfreich. Zuerst befrage ich jeden Ratsuchenden detailliert, indem ich besonders nach Symptomen frage, die eventuell auf Myotone Dystrophie im Frühstadium hinweisen können. Danach kommen Fragen nach der Familie, in denen ich besonders genau nach den erkrankten Familienmitgliedern frage. Darauf folgt eine körperliche Untersuchung, in der ich nach leichter Schwäche oder milder Myotonie suche, welche eventuell noch keine Symptome verursacht hat. Schließlich versuche ich, diese Informationen in einen Zusammenhang zu stellen und der oder dem Ratsuchenden vor mir zu erklären.

Wie kann eine solche Unterredung ausgehen? In manchen Fällen können eindeutige Krankheitszeichen vorhanden sein, welche bisher nicht wahrgenommen wurden. Dies kommt überraschend häufig vor, wobei ich bisweilen den Verdacht hege, dass die betroffene Person das nur nicht wahrhaben wollte.

Die zweite Möglichkeit ist die, dass einige verdächtige Zeichen vorhanden sind, aber nicht genug, um eine sichere Diagnose zu stellen. In solchen Fällen kläre ich darüber auf, dass weitere Tests nötig sein werden, um Sicherheit zu geben.

Die dritte (und häufigste) Möglichkeit ist die, dass weder in der Vorgeschichte noch bei der körperlichen Untersuchung irgendwelche Zeichen zu finden sind. Mit anderen Worten: Sie haben *derzeit* keine

Myotone Dystrophie. Dies ist für den Moment beruhigend, sagt aber nichts darüber aus, ob Sie zu einem späteren Zeitpunkt die Erkrankung entwickeln können. Hier können genetische Tests, die im nächsten Absatz erklärt werden, helfen.

Tatsächlich ist eine relativ genaue Zukunftsaussage ganz ohne Zusatztests möglich. Mehrere Untersuchungen haben belegt, dass etwa 90% der Probanden mit einem betroffenen Elternteil oder Geschwistern, die bei der Eingangsuntersuchung normale Ergebnisse aufweisen, normale genetische Testergebnisse erhalten werden. Mit anderen Worten, meist ist die Myotone Dystrophie im Erwachsenenalter durchaus feststellbar, wenn sorgfältig nach ihr gesucht wird. Außerdem ist der Verlauf, wenn die Erkrankung erst spät in Erscheinung tritt, meist milde, so dass gesunde erwachsene Verwandte bezüglich ihrer eigenen zukünftigen Gesundheit keine schweren Bedenken haben müssen.

Was ist aber, wenn Ihre Hauptsorge dem Risiko gilt, die Genveränderung weitergeben zu können, entweder an Ihre vorhandenen oder an zukünftige Kinder? Dies können nur genetische Untersuchungen mit Sicherheit klären. Glücklicherweise sind diese Tests inzwischen sehr genau und überall verfügbar. Bevor Sie aber einen genetischen Test machen lassen, sollten Sie sich genau überlegen, was Ihr Hauptanliegen ist. Ist es die Frage, ob Sie selbst derzeit die Erkrankung haben? Dann benötigen Sie vor allem eine genaue medizinische Untersuchung, gefolgt von weiteren medizinischen Tests, wenn verdächtige Zeichen vorhanden sind. Wenn Ihr Hauptinteresse jedoch der Vererbung gilt, sind genetische Tests gefragt. Grundsätzlich benötigen medizinische Fragen eine medizinische Antwort; genetische Fragen benötigen eine genetische Herangehensweise. Natürlich wird Vielen erst mit einer Kombination von beiden geholfen.

Genetische Tests für die Myotone Dystrophie

Nachdem die Forschung die Genveränderung, welche der Erkrankung zugrunde liegt, identifizieren konnte, hat sich dieser Bereich in den letzten 12 Jahren radikal gewandelt. Vor dieser Zeit benutzten ältere Tests so genannte Marker, welche in der Nähe des Gens lagen, oder Augen- bzw. Muskeltests, welche Frühzeichen der Erkrankung nachweisen konnten. Jeder, dem aufgrund dieser Tests gesagt wurde, dass er/sie die Myotone Dystrophie entwickeln würde oder nicht, kann sich daran erinnern, dass sie eine bedeutende Irrtumswahrscheinlichkeit beinhalteten. Seit 1993 sind die meisten genetischen Tests für das Gen „spezifisch" und äußerst genau (obwohl kein Test unfehlbar ist).

Die Genveränderung, die die Myotone Dystrophie auslöst, ist bei allen Betroffenen ab der Zeugung lebenslang nachweisbar, ob sie Symptome entwickeln oder nicht. Ganz anders verhält es sich bei den meisten medizinischen Tests, welche nur dann krankhaft sind, wenn der oder die Betroffene die Erkrankung entwickelt oder kurz davor steht. Es ist ganz wichtig, dass jeder, der sich einer genetischen Untersuchung unterzieht, versteht, dass die Genveränderung *nicht* gleichbedeutend damit ist, tatsächlich erkrankt zu sein.

Genetische Tests lassen sich bei der Myotonen Dystrophie in mehreren sehr unterschiedlichen Situationen anwenden, und obwohl alle Testverfahren technisch sehr ähnlich sind, sind es die weiteren Zusammenhänge nicht. In Tabelle 6.3 werden die Hauptanwendungen zusammengefasst.

Die Genetisch-diagnostische Untersuchung ist sehr hilfreich bei Patienten, bei denen aufgrund ihrer Symptome eine Myotone Dystrophie wahrscheinlich oder möglich ist. Weil der Test sehr spezifisch (d.h. er ist nicht positiv bei irgendeiner anderen Muskelkrankheit) und sensitiv (d.h. fast alle Personen mit Myotoner Dystrophie weltweit zeigen dieselbe Veränderung) ist, ist er zur wichtigsten Methode geworden, die Diagnose zu bestätigen. Außer in speziellen Situationen hat er Untersuchungen wie die elektrischen Tests und die Muskelbiopsie weitgehend ersetzt. Der Test lässt sich auch ohne Kenntnis der Familiengeschichte anwenden. Wie schon gesagt, variiert das Ausmaß der Genveränderung etwas. Dies steht in Zusammenhang mit dem Schweregrad der Erkrankung und mit dem Erkrankungsbeginn.

Tabelle 6.3 Arten Genetischer Tests für Myotone Dystrophie

Diagnostisch	Zum Nachweis der Myotonen Dystrophie bei Patienten mit entsprechenden Symptomen
Präsymptomatisch (Voraussagend)	Gibt an, ob ein gesunder Angehöriger die Erkrankung entwickeln wird oder nicht
Pränatal	Gibt bei einer Schwangerschaft an, ob die Krankheit vererbt wurde
Präimplantationsdiagnostik	Zeigt vor der Einpflanzung in die Gebärmutter an, ob ein Embryo betroffen ist

Kongenital erkrankte Kinder weisen die größten Mutationen auf, Patienten nur mit einem Katarakt (Linsentrübung) dagegen die kleinsten; der Zusammenhang ist aber ansonsten in Bezug auf den Krankheitsverlauf nur sehr lose, so dass das Testergebnis keinen zuverlässigen Ausblick auf den weiteren Verlauf gibt. Um die Diagnose an sich zu bestätigen oder auszuschließen, ist der Test aber sehr treffsicher. Die vor Kurzem erkannte, sehr viel seltenere „Typ 2"-Mutation wird im nächsten Kapitel besprochen.

Die so genannte Präsymptomatische Testung

Ich habe schon angesprochen, dass der genetische Test die Genveränderung auch dann feststellen kann, wenn der oder die Betroffene keine Symptome hat. Somit kann der Test gesunden Angehörigen, die wissen möchten, ob sie die Genveränderung tragen und ob sie die Erkrankung weiter vererben oder zu einem späteren Zeitpunkt selbst entwickeln können, sehr dienlich sein. Genetische Untersuchungen für gesunde Personen, die das Risiko einer spät beginnenden Erkrankung tragen, sind in der medizinischen Praxis ein recht neues Thema und haben zu wichtigen Diskussionen geführt.

Im Allgemeinen sind Spezialisten in medizinischer Genetik am besten in der Lage, solche Untersuchungen durchzuführen und die komplexen und manchmal schwierigen Zusammenhänge zu behandeln. Dies ist eine ganz andere Sache als die diagnostische Untersuchung für Personen mit Symptomen, welche meist von Neurologen und anderen Spezialisten für die jeweilige Krankheit vorgenommen wird.

Es ist sehr wichtig, dass Sie, wenn Sie eine gesunde „Risikoperson" sind, sich den Test und seine Konsequenzen genau erklären lassen, bevor Sie sich einer präsymptomatischen Untersuchung unterziehen. Sie sollten sich ausreichend lange Zeit nehmen, um die Sache zu durchdenken; der Test sollte *nie* routinemäßig und unüberlegt durchgeführt werden, weil der Arzt es für eine gute Idee hält oder weil andere in Ihrer Familie es wünschen. Dies ist eine wichtige Entscheidung, die Sie selbst treffen müssen. Eine schriftliche Einverständniserklärung sollte unterzeichnet werden, ist aber nie ein Ersatz für die umfassende Aufklärung und Information durch den Arzt.

Natürlich hoffen die meisten Menschen bei einem präsymptomatischen Test, dass er zeigen wird, sie hätten die Genveränderung *nicht*, damit man ihnen bestätigen kann, dass die Wahrscheinlichkeit, die Myotone Dystrophie zu bekommen oder weiter zu vererben, sehr gering ist. Sie müssen aber darauf vorbereitet sein, dass Sie auch einen krankhaften Befund bekommen könnten (was aber, wie oben besprochen, bei einem völlig gesunden Erwachsenen weniger wahrscheinlich ist) und nicht nur auf Ihr Glück vertrauen.

Hier sind einige der Fragen, die Sie im Vorfeld durchdacht haben sollten:

1. Kennen Sie sich genug aus mit der Erkrankung, ihren verschiedenen Schwereformen und ihren Auswirkungen? (Manche Menschen haben keine persönlichen Erfahrungen damit, wenn keiner der engeren lebenden Angehörigen betroffen ist.)

2. Sind Sie auf die Nachricht vorbereitet, dass Sie definitiv die Genveränderung tragen und nicht mehr nur die Möglichkeit besteht, dass es so sein könnte?

3. Kann das Resultat eventuell Konsequenzen für Ihre Arbeit oder Ihre Versicherung haben?

4. Wie wird Ihre Familie auf das Ergebnis reagieren?

5. Werden Sie Ihren Kindern mitteilen, dass sie nun auch ein 50%iges Risiko tragen, wenn bei Ihnen die Mutation nachgewiesen wird?

6. Wenn Sie weitere Kinder haben wollen, würden Sie sich dann in der Schwangerschaft testen lassen?

Sie sehen, dass diese Dinge alle durchdacht sein müssen, und zwar *vor* der Untersuchung. Eine Entscheidung zu treffen ist schwer, und Sie brauchen dafür sowohl Informationen als auch Zeit. Eine genetische Beratungsstelle kann hier eine echte Hilfe sein, weil Spezialisten in Genetik die Spannbreite der Fragen kennen und Ihnen helfen, sie zu durchdenken, ohne Sie in die eine oder andere Richtung unter Druck zu setzen. Neurologen oder ähnliche, klinisch tätige Ärzte haben nur sehr selten die Erfahrung oder Zeit, dies gründlich tun zu können, und ich bin deshalb ganz sicher, dass eine präsymptomatische Untersuchung im üblichen Falle von einer Genetischen Beratungsstelle vorgenommen werden sollte. Unabhängig davon, wer sie durchführt, sollten Sie sicher stellen, dass alle Fragen gründlich besprochen werden und dass dafür ausreichend Zeit zur Verfügung steht. Ist Ihr behandelnder Arzt dazu nicht bereit, sollten Sie sich an jemanden überweisen lassen, der Ihren Bedürfnissen mehr entgegen kommt.

Genetische Untersuchung bei Kindern

Dies ist ein schwieriges Thema, das sehr überlegt angegangen werden sollte. Wie bei jedem genetischen Verfahren sollte auch hier die Regel gelten: „Zuerst denken – dann testen", und nicht umgekehrt! Falls ein Kinderarzt oder Kinderneurologe glaubt, dass ein Kind möglicherweise eine Myotone Dystrophie haben könnte, kann eine genetische Untersuchung sehr hilfreich sein. Der Test wird, wie bei Erwachsenen, die Diagnose entweder bestätigen oder widerlegen. Die Untersuchung eines *gesunden* Kindes wegen einer Familiengeschichte mit Myotoner Dystrophie ist aber etwas ganz anderes.

Ich habe schon angedeutet, dass bei gesunden Kindern die Entscheidung zur Untersuchung sehr wohlbedacht sein soll. Nicht in jedem Fall wird man sich zum Test entscheiden. Kleine Kinder können diese Entscheidung nicht fällen, so dass die meisten pro-

fessionellen Berater der Meinung sind, dass es sinnvoll ist, kleine Kinder nicht zu testen, sondern abzu-
warten, bis sie alt genug sind, selbst zu entscheiden
oder zumindest an der Entscheidung beteiligt zu
werden. Nach einer sorgfältigen Besprechung stim-
men Eltern dieser Einschätzung meist zu. Manchmal
sind die Eltern der Ansicht, die Pflicht und auch das
Recht zu haben, ihr Kind testen zu lassen, auch
wenn die Ärzte abraten. In meiner eigenen Praxis
kam dies nur selten vor, und obwohl ich nicht in jedem Fall gegen die Untersuchung von Kindern bin,
glaube ich, dass es die Ausnahme bleiben sollte, und
dass Eltern die Gelegenheit haben sollten, gründlich
darüber nachzudenken, bevor der Test vereinbart
wird. In den meisten Fällen sind die Eltern nur um
die Gesundheit ihres Kindes besorgt. Eine genaue
körperliche Untersuchung kann hier ausreichend Be-
ruhigung verschaffen. Genetische Untersuchungen
sind am wichtigsten in Bezug auf genetische Ent-
scheidungen, die relevant werden, wenn das Kind äl-
ter ist. Es versteht sich von selbst, dass kein Arzt die
genetische Untersuchung an einem Kind empfehlen
sollte, nur weil sie möglich ist.

Heranwachsende, die eine Untersuchung benötigen,
befinden sich in einer anderen Situation als jüngere
Kinder. Viele wollen sicher wissen, ob sie gesund
sind, worüber eine genaue körperliche Untersuchung
die beste Auskunft gibt. Wenn ein junger Mensch
einen genetischen Test wünscht und die Gelegenheit
hat, diese Fragen vollständig (und am besten unter
vier Augen) zu besprechen, dann sehe ich dagegen
keinen Einwand. Oft haben die Betroffenen aber
schon genügend Entlastung dadurch, dass sie die Erkrankung der Familie mit einem Experten besprechen konnten und stellen die Untersuchung selbst
noch einmal zurück.

Großeltern und andere ältere Verwandte

Es ist häufig der Fall, dass die Myotone Dystrophie zwar bei einem Erwachsenen diagnostiziert wird und eventuell schon ein betroffenes Kind da ist, aber dennoch bei keinem der Großeltern Symptome aufgefallen sind. Wir wissen inzwischen, dass die genetische Veränderung fast immer durch eine Person der älteren Generation übertragen worden ist. Es erfordert aber viel Takt und Rücksichtnahme, zu einer Entscheidung zu kommen, ob und wie man sich damit auseinandersetzt.

Wegen der Tendenz der Myotonen Dystrophie, in aufeinanderfolgenden Generationen jeweils früher in Erscheinung zu treten, sind die Großeltern oft nur geringfügig betroffen. Beispielsweise haben sie lediglich einen Katarakt, aber keine Muskelsymptome. Einige sind in jeder Beziehung gesund, abgesehen davon, dass sie die genetische Veränderung in einer minimalen Form tragen. Verständlicherweise können sie sehr betroffen sein oder sich schuldig fühlen, wenn klar wird, dass sie selbst eine Erkrankung an die Kinder weitergegeben haben, die diesen große Probleme bereitet oder bei Enkelkindern unter Umständen sogar tödlich verläuft.

Manchmal werden Großeltern bei Familienuntersuchungen gebeten, eine Blutprobe zu geben, ohne dass sie Gelegenheit haben, über Konsequenzen nachzudenken oder zumindest über die Bedeutung aufgeklärt werden. Dies sollte eigentlich nicht vorkommen, und wenn derartige Tests vorgesehen sind, sollten auch ältere Familienmitglieder die gleiche sorgfältige Behandlung erfahren, wie ihre jüngeren Angehörigen. Es ist gut möglich, dass Großeltern nicht getestet werden wollen, besonders wenn keiner von ihnen Symptome hat.
Denen aber, die getestet werden, muss gesagt werden, dass gewöhnlich kein wesentliches gesundheitli-

ches Risiko besteht, besonders wenn eine minimal ausgeprägte genetische Mutation vorliegt. Es ist wichtig, dass dies klargestellt wird. Wenn aber geringe Kennzeichen der Erkrankung vorliegen, die zuvor nicht erkannt wurden, kann das Wissen hilfreich sein, um Risiken durch Narkosen oder Operationen zu vermeiden.

Testung während der Schwangerschaft

Mit Hilfe des genetischen Tests kann festgestellt werden, ob die genetische Veränderung für Myotone Dystrophie an das Embryo weitergegeben wurde. Er kann schon früh in der Schwangerschaft stattfinden, so dass diejenigen, die sich Kinder wünschen, aber die Erkrankung nicht weitergeben wollen, die Schwangerschaft abbrechen können, soweit ihre ethischen und religiösen Überzeugungen und die Gesetze ihres Landes dies zulassen. Wie bei der präsymptomatischen Testung ist dies eine sehr individuelle und persönliche Entscheidung, die nicht durch die Ansichten der Ärzte oder anderer Professioneller beeinflusst werden sollte.

In der Praxis wird eine „pränatale" Testung nur von Wenigen verlangt und dann meist von Eltern, die schon ein Kind mit einer schweren Kongenitalen Myotonen Dystrophie haben. Da jeder Test während der Schwangerschaft ein gewisses Risiko für die Schwangerschaft selbst darstellt, wird er gewöhnlich nicht empfohlen, wenn bei krankhaftem Ergebnis eine Schwangerschaftsunterbrechung ohnehin nicht in Frage käme.

Die pränatale Testung für Myotone Dystrophie wird am besten etwa in der 10. Schwangerschaftswoche mit einer Methode namens „Chorionzottenbiopsie" durchgeführt; dabei wird ein Stück der Membran um den Embryo mit einer Nadel entweder durch die Bauchwand oder durch die Scheide entfernt. Das Ergebnis ist nach 1 bis 2 Wochen verfügbar. Eine etwas spätere Testung kann nach 15 Wochen mittels der Amniozentese erfolgen, bei der eine Flüssigkeitsprobe aus der Gebärmutter entnommen wird. Hierbei müssen die Zellen aber noch für 2 bis 3 Wochen in der Zellkultur herangezüchtet werden. Falls Sie eine pränatale Diagnostik wünschen, sollten Sie, wenn möglich, vorausdenken und die Angelegenheit ausführlich mit einem professionellen genetischen Berater besprechen, *bevor* Sie schwanger werden. Auf diese Weise schaffen Sie sich einen Ansprechpartner für die Schwangerschaft, der bereits über Sie und über die Myotone Dystrophie Bescheid weiß. Sobald Sie dann tatsächlich schwanger sind und eine pränatale Untersuchung wünschen, sollten Sie Ihren Ansprechpartner sofort benachrichtigen, da es Zeit braucht, um die Tests mit dem Labor und mit dem Gynäkologen zu arrangieren. Warten Sie nicht auf die Überweisung in eine Schwangerenberatung und erwarten Sie nicht, dass Ihr Gynäkologe bzw. Geburtshelfer viel über die Myotone Dystrophie weiß, es sei denn, es haben schon im Vorfeld Gespräche stattgefunden.

Tabelle 6.4   Schwangerschaftsrisiken für Mütter mit Myotoner Dystrophie

Krankhafte Fruchtwasservermehrung in der Gebärmutter – ‚Hydramnion'
Sturzgeburt
Übermäßige Blutungen nach der Geburt
Bei Kaiserschnitt Anästhesie- und Operationsrisiko
Wenn starke Beruhigungsmittel benötigt werden, schleppende Atmung

Da die meisten Frauen, die eine pränatale Untersuchung für Myotone Dystrophie wünschen, selbst erkrankt sind, ist es sehr wichtig, dass Sie als Mutter dabei nicht vergessen werden. Es gibt mehrere bedeutende Probleme, die sich Ihnen, meist in der

Spätschwangerschaft oder um die Geburt, stellen können. Einige davon werden in der Tabelle 6.4 aufgeführt; Sie sollten sichergehen, dass der Geburtshelfer sie kennt und vorbereitet ist.

Diese Probleme können auch dann auftreten, wenn das Kind keine Myotone Dystrophie hat. Wenn aber die Möglichkeit besteht, dass Ihr Kind an Myotoner Dystrophie erkrankt ist, muss man darauf vorbereitet sein und ein erfahrener Kinderarzt ist frühzeitig einzubeziehen. Wenn natürlich nicht Sie selbst, sondern Ihr Partner die Erkrankung hat, sind keine besonderen Probleme mit der Schwangerschaft oder Geburt zu erwarten.

All dies bedeutet, dass eine schwangere Mutter mit Myotoner Dystrophie, besonders, wenn das Kind schwer betroffen sein kann, vorgeburtliche Betreuung und Geburtshilfe in einer geburtshilflichen Abteilung in einem Krankenhaus bekommen sollte, die eine komplette Versorgung und eine vollständige Betreuung nach der Geburt bietet, falls Probleme auftreten.

Genetische Präimplantationsdiagnostik

Die Präimplantationsdiagnostik befindet sich noch im Entstehen und ist auf einem frühen Stand. Kurz gefasst, werden Samen und Eizelle außerhalb der Gebärmutter zusammengebracht (In vitro Fertilisierung, IVF). Anschließend werden mehrere Embryonen getestet in der Hoffnung, dass wenigstens eines nicht die Mutation hat, um es dann in die Gebärmutter einzusetzen. Dies gibt einem die Möglichkeit, einen Schwangerschaftsabbruch zu vermeiden, aber man muss wissen, dass die Prozedur der IVF kompliziert ist und nur eine niedrige Erfolgsrate (etwa 20% pro Versuch) besteht. Sie ist nicht überall im öffentlichen Gesundheitssystem verfügbar, aber dies könnte sich bald ändern. Die Laboraspekte sind auch extrem kompliziert, und zum jetzigen Zeitpunkt (Ende 2004) kenne ich nur ein Zentrum weltweit (in Brüssel), welches genügend veröffentlichte Erfahrung besitzt und zu dem ich Patienten bedenkenlos überweisen würde. Einige andere befinden sich noch im Versuchsstadium, und leider stellen einige Zentren unhaltbare Behauptungen auf. Wenn Sie über die Option der Präimplantationsdiagnostik nachdenken, sollten Sie zuerst eine genetische Beratung in Anspruch nehmen und den Genetiker bitten, Sie vollständig darüber zu informieren, welche Zentren in Frage kommen und was sie tun können und was nicht. Es ist nicht ratsam, sich zu einem Zentrum für Präimplantationsdiagnostik direkt überweisen zu lassen, da viele Aspekte im Voraus geklärt werden müssen.

Ich hoffe, in diesem Kapitel die meisten der schwierigen Fragen angeschnitten zu haben, die sich Ihnen und Ihren Angehörigen in Bezug auf Familie und Genetik stellen. Leider wird diesen oftmals noch von Ärzten weniger Beachtung geschenkt, als den medizinischen Aspekten der Myotonen Dystrophie. Wenn Sie in Bezug auf sich selbst ebenso dieses Gefühl haben, sollten Sie sich eine Überweisung zu einer genetischen Beratungsstelle geben lassen, wo Ihnen Zeit und Gelegenheit gegeben wird, ohne Druck die Dinge anzusprechen, die Ihnen wichtig sind. Die meisten Neurologen erkennen inzwischen die Bedeutung dieser Dinge auch. Darüber hinaus räumen sie ein, dass sie nicht die am besten geeigneten Ansprechpartner für die Fragen gesunder Familienmitglieder sind. In den meisten Regionen bestehen enge Verbindungen zwischen den Fachgebieten der Neurologie und der Genetik, und in den meisten Ländern gibt es ein Netzwerk genetischer Sprechstunden, die dafür sorgen, dass Sie nicht mehr ohne Unterstützung die Lasten und Sorgen der Familienaspekte tragen müssen.

7

Fortschritte bei der Forschung

Was wissen wir wirklich über die Ursachen der Myotonen Dystrophie?

Bisher habe ich wenig zur Forschung gesagt, sondern habe mich auf die praktischen Dinge der Diagnosestellung, klinische Probleme mit der Muskulatur und anderen Organsystemen und die speziellen Gebiete der Erkrankung bei Kindern sowie die genetischen Aspekte beschränkt. Die meisten Menschen sind mehr an den langfristigen Zielen der Forschung – wirksame Behandlung und Vorbeugung von Symptomen - interessiert, als an den Details. Sie werden sich aber auch ein Bild machen wollen, wie die Dinge derzeit stehen, welche Bereiche rasche Fortschritte machen und möglicherweise Hinweise zur Behandlung geben, und wie Sie eventuell selbst einen Beitrag leisten können. Ich werde in diesem Kapitel versuchen, diese Dinge auf verständliche Weise zusammenzufassen, was nicht einfach ist, da sich die Myotone Dystrophie in der Tat als eine sehr komplexe Erkrankung erweist. Was ich hier zusammentrage, ist stark vereinfacht und wird sogar in kurzer Zeit überholt sein; gerade dies können Sie aber als etwas sehr Ermutigendes verstehen, weil es bedeutet, dass die Sache rapide Fortschritte macht.

Zunächst möchte ich aber betonen, dass die Forschung zum großen Teil von Ihnen, den Betroffenen und den Familienangehörigen, abhängt. Dies liegt nicht nur an der Notwendigkeit von Forschungsgeldern, obwohl dies sehr wichtig ist, da Laborarbeit extrem teuer ist. Ihre direkte Beteiligung ist genauso wichtig; für alle maßgeblichen Fortschritte der letzten Jahre war sie sogar unerlässlich. Dies ist auch eine Gelegenheit für mich, mich bei Ihnen allen zu bedanken, die Blutproben, Gewebeproben, Familienangaben oder andere Informationen beigetragen haben, nicht nur mir und meinen Kollegen, sondern auch anderen Forschungsgruppen weltweit. Man kann die Bedeutung dieser Beiträge jetzt oder für die Zukunft gar nicht überschätzen. Sie können sich mit meinem größeren Buch „Myotonic Dystrophy" einen Eindruck darüber verschaffen, wie viel Forschungsanstrengungen derzeit unternommen werden; hier kann ich dies nicht komplett wiedergeben. Sie sollten auch dadurch ermutigt werden, wie viele Forschungsinformationen von verschiedenen Arbeitsgruppen weltweit ausgetauscht werden; Informationen der einen Arbeitsgruppe werden rasch den anderen zur Verfügung gestellt, und es besteht eine enge Verflechtung der Laborwissenschaftler und der klinischen Forscher, die sich regelmäßig treffen, um ihre Fortschritte und neuen Ideen zu besprechen.

Wenn das alles stimmt, warum dauert es dann so lange, um die komplexen Zusammenhänge der Myotonen Dystrophie herauszufinden und eine wirksame Behandlung zu entwickeln? Ich werde hier versuchen, Ihnen ein Gefühl dafür zu geben, warum das der Fall ist. In der Tat ist die Myotone Dystrophie eine der kompliziertesten Erkrankungen, die der Medizin bekannt sind, wie Sie bereits durch ihre Vielschichtigkeit und die Spannbreite der betroffenen Körpersysteme erkannt haben werden.

Wenn wir die früheren Jahre der Forschung betrachten, so ging es damals vor allem um die klinischen Aspekte der Erkrankung, um mikroskopische Veränderungen in Muskeln, Herz und anderen Organen und um das Vererbungsmuster innerhalb betroffener Familien. Alles das war wichtig, aber wir blieben weit davon entfernt, die grundlegenden Ursachen der Erkrankung zu verstehen. Der echte Durchbruch kam vor 20 Jahren, als neue genetische Techniken es möglich machten, spezielle Gene auf den Chromosomen zu orten, sie und die spezifischen Veränderungen der einzelnen Erkrankungen zu identifizieren, und ausgehend von den Genen festzustellen, was ihre normale Rolle im Körper ist und wie aus ihrer Veränderung eine Krankheit entsteht. Ich werde versuchen, Sie Schritt für Schritt durch diesen Prozess zu leiten und es macht mich sehr glücklich, während meiner professionellen Laufbahn an dieser Forschungsanstrengung teilgenommen und einige Beiträge dazu geleistet zu haben.

Ab den frühen 80er Jahren wussten wir bereits, dass die Myotone Dystrophie von einem wesentlichen Gen bestimmt wird und dass dieses auf Chromosom 19 sitzt. Dieses Chromosom trägt jedoch, obwohl es klein ist, viele Hunderte von Genen, so dass noch ein weiter Weg zurückzulegen war. Es dauerte weitere 10 Jahre sehr mühseliger Arbeit, bis Anfang 1992 das Gen für die Myotone Dystrophie identifiziert war. Jetzt konnte die Forschung erst wirklich beginnen.

An diesem Punkt kamen mehrere bemerkenswerte und sehr wichtige Erkenntnisse zum Vorschein. Zum Ersten war die genetische Veränderung, die Mutation, bei allen Patienten mit der Myotonen Dystrophie weltweit gleich – ganz anders als bei den meisten genetischen Erkrankungen, bei denen man oft mehrere hundert Mutationen findet, die in unterschiedlichen Bevölkerungen verschieden verteilt sind. Dies hatte den Vorteil, dass ein einziger genetischer Test für alle Patienten weltweit benutzt werden konnte – und es sollte auch angemerkt werden, dass die Entdecker ihn alle frei zur Verfügung stellten.

Des Weiteren wurde klar, dass die Mutation zwischen einzelnen Patienten wie innerhalb betroffener Familien recht unterschiedlich war, was sofort eine Erklärung dafür lieferte, warum die Erkrankung selbst so erstaunlich variabel war. Außerdem war die Mutation *instabil* mit der Tendenz, in aufeinanderfolgenden Generationen größer zu werden. Dies erklärte wiederum die Fragen der Antizipation – der Tendenz zu einem früheren Erkrankungsbeginn in aufeinanderfolgenden Generationen, welche seit vielen Jahren bekannt war, aber nie erklärt werden konnte. Ich habe an anderer Stelle bereits angesprochen, dass die am schwersten und frühesten Erkrankten meist diejenigen mit der größten Mutation sind. Hier lag eine weitere Verbindung zwischen der genetischen Veränderung und den klinischen Symptomen und eine Erklärung, warum die Erkrankung so variabel ist.

All diese Erkenntnisse halfen uns, die meisten genetischen Aspekte der Myotonen Dystrophie zu verstehen, aber ein weiterer wichtiger Hinweis war die Entdeckung, dass der instabile Anteil des Gens aus einer Serie wiederholter „Trinukleotide" bestand, d.h. den im 3er-Pack vorkommenden Grundbausteinen der DNA des gesamten Gens. Während bei den meisten Menschen in der Bevölkerung weniger als 30 dieser „Basentriplets" nacheinander anzutreffen sind, finden sich bei Menschen mit Myotoner Dystrophie über 50 so genannte „Repeats". Meist sind es mehrere Hundert, bei einigen schwer betroffenen Kindern sogar mehrere Tausend. Die Messung dieser „Repeatzahl" bildet die Grundlage für genetische Tests für Myotone Dystrophie. Die Bestandteile des Basentriplets sind die Bausteine C, T und G, aus denen sich das Triplet „CTG" ergibt. Abbildung 7.1 gibt schematisch den Unterschied zwischen der normalen

Situation und der Vergrößerung bei der Myotonen Dystrophie wieder.

Die Forscher erkannten schnell, dass die Myotone Dystrophie nicht die einzige Erkrankung war, bei der derartige Veränderungen vorkamen. Mehrere andere genetische Krankheiten ließen sich etwa zur gleichen Zeit auf ein instabiles „Trinukleotidrepeat" zurückführen. Wie bei der Myotonen Dystrophie ist in einer betroffenen Familie die gleiche Instabilität nachzuweisen, obwohl es sich um sehr unterschiedliche Krankheiten handelt. Dazu gehören u.a. die Huntington-Kankheit und das Fragile X-Syndrom.

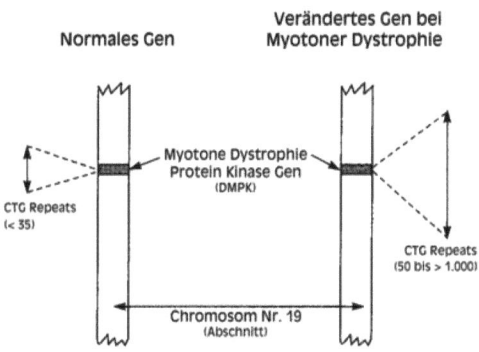

Abb. 7.1   Die genetische Veränderung bei
Myotoner Dystrophie

Innerhalb eines Jahres, nachdem das Gen für die Myotone Dystrophie gefunden war, hatten wir eine einleuchtende Erklärung für die Variabilität und die Antizipation sowie einen genetischen Test, was sehr wichtig und für betroffene Familien von praktischer Bedeutung war. Aber wie leiten wir daraus ab, was das Gen tatsächlich macht und wie die Veränderung eine Myotone Dystrophie auslöst? Dies erwies sich als sehr komplex und ist noch nicht ganz gelöst. Es darf Sie nicht stören, wenn Sie die nächsten Seiten schwer verständlich finden – bis vor Kurzem fanden alle dieses Thema sehr verwirrend.

Wenn Forscher ein Gen isolieren, ist ihre erste Aufgabe, die genaue Abfolge der vier Grundbausteine A, C, G und T (Adenin, Cytosin, Guanin und Thymidin) festzustellen, welche das DNA-Molekül im Zellkern bestimmt. Wenn man diese „Sequenz" im Computer analysiert, kann man das genaue Protein voraussagen, welches durch das Gen hergestellt würde. Daraus lässt sich seine vermutliche Funktion im Körper bestimmen. Als dies für das Gen der Myotonen Dystrophie getan wurde, zeigten sich Eigenschaften, die auf ein Gen der Familie der Proteinkinasen hindeuteten. Deshalb wurde es als das „Myotone Dystrophie Proteinkinase-Gen", oder kurz DMPK, bekannt.

Dies war vielversprechend, aber die Stoffwechseleigenschaften des DMPK waren nicht sehr spezifisch und blieben eine Zeitlang verwirrend. Einige Forscher fanden die DMPK-Konzentrationen bei der Myotonen Dystrophie verringert, andere fanden sie erhöht. Es war außerdem unklar, ob es nur im Muskel oder im ganzen Körper anzutreffen war, und ob das Gen selbst bei der Myotonen Dystrophie verändert war. Ferner war nicht ersichtlich, wie das DMPK alle Aspekte der Myotonen Dystrophie erklären könnte. Es dauerte Jahre, um hier Klarheit zu schaffen. Manche Aspekte sind auch jetzt noch nicht vollständig erfasst. Tabelle 7.1 zeigt, wie man die Veränderung auf verschiedenen Ebenen untersuchen kann.

Was jetzt eindeutig erscheint, ist dass das DMPK vor allem im Muskel und im Herzen, aber nirgendwo anders vorkommt und dass beim Versuchstier der Mangel an DMPK keine Muskelkrankheit von der Art der Myotonen Dystrophie auslöst, wohingegen es sich auf die Überleitung im Herzen sehr wohl auswirkt. Die Folgerung daraus lautet, dass man wahrscheinlich nicht alle klinischen Symptome der Erkrankung auf dieses eine Protein zurückführen kann, obwohl die Mutation der Myotonen Dystrophie eindeutig im DMPK-Gen zu finden ist.

Tabelle 7.1	**Welcher Grunddefekt liegt der Myotonen Dystrophie zugrunde? Betrachtung auf verschiedenen Ebenen (vgl. Abb. 7.1)**
Gen (DNA)	Erhöhte Repeatzahl der Basentripletsequenz auf Chromosom Nr. 19. In der Nähe angesiedelte Gene können gleichfalls betroffen sein.
,Botenmolekül' (RNA)	Bleibt im Zellkern verfangen. Auswirkungen auf andere RNA-Typen.
Proteine (die Hauptbestandteile des Körpers)	Produktion mehrerer betroffener Typen (mit Folgen für Muskeln, Herz und weitere Organe)
Muskeln (oder andere betroffene Organe)	Schlüsseleiweißbausteine sind defekt oder fehlerhaft. Zusätzlich Schädigungen aufgrund anderer Faktoren.

Während diese Fragen bearbeitet wurden, wurde an anderer Stelle daran gearbeitet, weitere Erklärungen zu entwickeln. Der erste wichtige Punkt ist der, dass die betreffende Region auf dem Chromosom von Genen dicht bepackt ist, von denen wiederum zwei direkt neben dem DMPK-Gen sitzen. Könnte sich vielleicht die verlängerte Repeatsequenz auf deren Funktionen auswirken, und könnte dies einen Zusammenhang mit den Symptomen der Myotonen Dystrophie aufweisen? Die Analyse dieser benachbarten Gene zeigt wiederum, dass eines besonders für die Funktion der Linse des Auges wichtig ist, was vermuten lässt, dass es bei dem Katarakt der Myotonen Dystrophie eine Rolle spielen könnte. Dies muss allerdings noch bewiesen werden. Was aber herauskam, war die Vorstellung, dass die Myotone Dystrophie aus dem Zusammenspiel mehrerer benachbarter

Gene, welche alle nicht richtig funktionieren, entstehen könnte. Diese Vorstellung ist gerade wegen der variablen Organbeteiligung der Myotonen Dystrophie attraktiv.

Die Untersuchung „transgener" Mäuse im Labor, d.h. von Tieren, in deren DNA ein normales oder auch ein mutiertes menschliches Gen eingebracht worden ist, ist ein wichtiges Werkzeug der Wissenschaft, welches dem Forscher erlaubt, die Auswirkungen im Detail zu studieren. Diese Vorgehensweise dürfte auch von Bedeutung sein, wenn es darum geht, die Sicherheit und die Wirksamkeit neuer Behandlungsmethoden zu testen. Indem man die verlängerte Repeatsequenz in eine solche Maus einbringt, hat man das derzeit erfolgversprechendste Modell für die Entstehung der Myotonen Dystrophie in der Hand. Diese Mäuse haben sowohl eine Myotonie, als auch eine Muskelschwäche, und die Muskelveränderungen ähneln denen von Patienten mit Myotoner Dystrophie. Wichtig ist zudem, dass die Auswirkungen der Repeatsequenz nicht nur im DMPK oder einem anderen einzelnen Protein, sondern auf einer ganzen Reihe wichtiger Proteine festzustellen sind. Dies geschieht offenbar wie folgt:

Das Repeat in der DNA des Gens wird zunächst in ein entsprechendes Repeat des "Botenmoleküls" RNA verwandelt, was die Vorstufe für eine Übersetzung in ein Protein ist. Die Bausteine sind etwas anders, so dass die Untereinheit des Repeats in der RNA nun CUG statt (wie bei der DNA) CTG heißt, ansonsten ist es ähnlich. Es scheint nach heutiger Erkenntnis so zu sein, dass diese veränderte RNA im Zellkern verfangen bleibt, was Auswirkungen auf andere RNAs hat, indem diese wiederum an der Herstellung ihrer Proteine gehindert werden. Einige dieser Proteine werden im Herzen, bei der Insulinbearbeitung oder bei anderen Funktionen gebraucht, die bei der Myotonen Dystrophie eine Rolle spielen.

Dieser Prozess könnte erklären, warum so viele Systeme bei der Myotonen Dystrophie mit beteiligt sind – es sind tatsächlich unterschiedliche Proteine betroffen, ohne dass deren Gene nahe beieinander sitzen müssten.

Dieser vermutete Erkrankungsmechanismus ist vor Kurzem durch die Entdeckung des Gens für PROMM, auch als Myotone Dystrophie Typ 2 bekannt, gestützt worden (siehe Seite 27). Das Gen sitzt auf Chromosom 3 und ist dem DMPK-Gen und den benachbarten Genen ganz unähnlich. Es besitzt aber bei Patienten ein sehr großes Repeat (CCTG), was vermuten lässt, dass die Mutation selbst von Bedeutung ist, aber nicht das Gen, auf dem sie sitzt. Die Ähnlichkeiten und Unterschiede resultieren wahrscheinlich daraus, welche speziellen Proteine betroffen sind, wenn die RNA im Zellkern verfangen bleibt.

Derzeit sind sich die Wissenschaftler noch uneins, welchem dieser Mechanismen bei der Entstehung der Myotonen Dystrophie die größte Bedeutung zukommt. Möglicherweise handelt es sich um eine Kombination, es ist aber noch zu früh, um sich festzulegen. Wichtig ist aber, dass die Forschung derzeit sehr rasch voranschreitet, was uns näher an die Formulierung konkreter Ziele für einen Behandlungsversuch bringt.

Wenn man 10 Jahre zurückdenkt und sich klar macht, dass wir damals fast gar nichts über die Prozesse wussten, die der Myotonen Dystrophie zugrunde liegen, dann werden Sie, glaube ich, zustimmen, dass wir sehr weit gekommen sind. Mit der Hilfe und Unterstützung aller kann dies weiter geführt werden, bis den Patienten echte Hilfe angeboten werden kann.

8 Unterstützung und Information

Wenn Sie dieses Buch bis hierher gelesen haben, sollten Sie einiges über die Myotone Dystrophie, ihre begleitenden Probleme, die genetischen Aspekte und auch über die Ursachen der Krankheit erfahren haben. Sie werden aber noch nicht viel darüber gehört haben, wie man bei den verschiedenen Problemen der Myotonen Dystrophie helfen kann oder wie die allgemeinen Maßnahmen und die Behandlung aussehen. Diese abschließenden 3 Kapitel versuchen, diese Bereiche abzudecken, die für Sie als Patientin oder Patient die wichtigsten sein werden. Ich habe das Kapitel über Unterstützung und Information getrennt von den anderen geschrieben, da das Thema in medizinischen Büchern so oft vernachlässigt oder ganz ausgelassen wird. Unterstützung kann von verschiedenen Quellen kommen (s. Tabelle 8.1), und ich werde zu jeder davon etwas sagen.

Unterstützung durch Familie und Freunde

Dies ist die natürlichste Art der Unterstützung, die Menschen mit Myotoner Dystrophie erfahren können – so natürlich, dass sie oft vernachlässigt oder für selbstverständlich gehalten wird. Wenn die jahrelange tagtägliche Unterstützung durch die Familie plötzlich wegfallen würde, würde die Gesellschaft rasch zusammenbrechen. Unglücklicherweise wird nicht allen Menschen diese Art des Beistands zuteil, sei es aufgrund des Verlustes der Eltern oder eines Partners oder wegen einer Trennung. Manche Menschen finden es zudem sehr schwierig, Hilfe und Unterstützung anzunehmen, besonders von der weiteren Familie oder von Freunden. Aber insgesamt bleibt die Familie für die meisten Patienten die Hauptquelle der Unterstützung.

Aus diesen Gründen ist es umso wichtiger, anzuerkennen, dass Familienmitglieder und Helfer selbst Unterstützung brauchen. Sie können belastet sein dadurch, dass sie selbst ein Erkrankungsrisiko tragen, wegen finanzieller Belastungen, etwa durch Verdienstausfall, oder dadurch, dass sie ohne Entlastung an ein schwer betroffenes Familienmitglied gebunden sind. Es ist natürlich, dass Menschen ihre eigenen Ziele im Leben verfolgen möchten, ohne dass sich alles um eine Erkrankung dreht. Eine derartige Situation zu entspannen, ist oft schwierig; die vielfältigen Belastungen zu erkennen, hilft aber schon viel. Ich hoffe deshalb auch, dass sich dieses Buch für die Familie und für Pflegepersonen insofern als hilfreich erweist, als es die mit der Myotonen Dystrophie verbundenen Probleme aufzeigt.

Freunde können zudem Schwierigkeiten damit haben, jemandem nahe zu bleiben, der an gemeinsamen Aktivitäten nicht teilnehmen kann. Sie können verunsichert sein, weil sie nicht wissen, ob und wann sie die Myotone Dystrophie erwähnen sollen, und sich Sorgen machen, dass sie jemanden verletzen. Deshalb können auch enge Freunde davon profitieren, mehr über die Erkrankung zu wissen.

Selbsthilfegruppen

Ich habe keine Zweifel, dass die Bereitstellung von Informationen und die Entwicklung der Selbsthilfegruppen für viele Erkrankungen von größter Bedeutung gewesen ist, besonders für solche, die seltener und weniger gut bekannt sind. Die Myotone Dystrophie ist dafür ein besonders gutes Beispiel und ich zögere nicht zu sagen, dass die meisten Patienten und ihre Familien mindestens genauso viel Nutzen daraus ziehen werden, einer Selbsthilfegruppe beizutreten, wie aus allem, was die Ärzte anbieten können. Meine eigenen Erfahrungen stammen von den Selbsthilfegruppen in Großbritannien. Ähnliche Organisationen gibt es aber auch in anderen Ländern. In Deutschland setzt sich die Deutsche Gesellschaft für Muskelkranke e.V. DGM für Ihre Anliegen ein. Was können derartige Gruppen im Einzelnen anbieten?

Zunächst ist es schon von Vorteil zu erkennen, dass man nicht alleine ist und die Myotone Dystrophie viele andere Menschen und ihre Familien ebenfalls betrifft. Dies ist nicht nur eine Entlastung, sondern auch eine Überraschung, denn die meisten Familien werden in ihrer unmittelbaren Nähe keinem anderen Betroffenen begegnet sein. Auch wenn Sie gar nichts weiter unternehmen, ist es schon eine große Hilfe zu wissen, dass man Teil einer größeren Gruppe von Menschen mit dieser Erkrankung ist.

Der nächste Vorteil ist der Zugang zu relevanten und zutreffenden Informationen. Die Selbsthilfegruppe ist oft die erste Quelle für Informationen, die für Sie von Bedeutung sind. Dies trifft auch noch im Internetzeitalter zu (s. S. 94), denn vielfach sind Informationen aus dem Internet für die betroffenen Personen verwirrend oder schwer zu interpretieren.

Ein dritter wichtiger Bereich sind die praktischen Lösungsvorschläge, die solche Patientenselbsthilfegruppen für bestimmte Probleme der Erkrankung haben, wie zum Beispiel Einschränkung der Mobilität, Schwierigkeiten des täglichen Lebens oder speziellere Probleme. Da in einigen dieser Bereiche medizinische Maßnahmen kaum zu Verbesserungen beitragen, ist die individuelle Erfahrung von Betroffenen und ihren Familien besonders wichtig. Diese Dinge werden oft als Briefe in Rundschreiben oder in persönlichen Gesprächen bei Selbsthilfe-Tagungen o.Ä. weitergegeben.

Der persönliche Kontakt in Form von lokalen oder überregionalen Treffen ist ein wichtiger Aspekt der Selbsthilfearbeit. Ein größeres Jahrestreffen wird oft zu einem willkommenen Termin im Kalender und kann zu festen Freundschaften führen. Natürlich ist der Bedarf an Gesellschaft individuell, und es kann anfangs auch belastend sein, einer ganzen Gruppe von anderen Menschen mit „Ihrer" Erkrankung zu begegnen, besonders wenn sie eine schwerere Form haben. Im Allgemeinen ziehen die Teilnehmer aber echten Nutzen aus diesen Tagungen.

Tabelle 8.1   Myotone Dystrophie – Unterstützung in Deutschland

Familie und Freunde

Die Deutsche Gesellschaft für Muskelkranke e.V. (auf lokaler Ebene und bundesweit)

Behindertenorganisationen

Beratungsstellen

Eine wichtige Funktion der Selbsthilfegruppen ist es, ein Informationsnetzwerk über medizinische und andere Einrichtungen in Ihrer Region anzubieten und an deren Verbesserung mitzuwirken. Wenn Veränderungen auf nationaler Ebene stattfinden sollen, werden meist größere Vereinigungen benötigt. Die regionalen Selbsthilfegruppen sind dagegen am besten in der Lage, die persönlichen Erfahrungen der Patienten und Familien zu sammeln und mitzuteilen, mit welchen Ärzten und Kliniken in einer Region gute Erfahrungen gemacht werden, und welche besser gemieden werden. Es ist oft einer oder einigen aktiven Familien möglich, unter Ärzten und Professionellen echtes Interesse an der Myotonen Dystrophie anzuregen, welches zuvor aus Unkenntnis oder mangelndem Bewusstsein fehlte. Es ist immer besser, eine solche Aufgabe allmählich und taktvoll anzugehen, und mit der Unterstützung einer Selbsthilfegruppe geht das leichter.

Das wesentliche Merkmal der Selbsthilfegruppen ist, dass sie „von" den Patienten und ihren Familien, und nicht nur „für sie" geleitet werden. Professionelle Mitarbeiter können für bestimmte Aufgaben herangezogen werden, aber es ist wichtig, dass sie die Gruppe nicht bestimmen oder sich in ihre Leitung einmischen. Ebenso sind viele Mitglieder von Selbsthilfevereinigungen an Forschung interessiert und nehmen an Studien teil; die Forscher dürfen daraus jedoch keinen unfairen Nutzen ziehen.

Während die Selbsthilfegruppen meist den Vorteil persönlicher Verbindungen und einer relativ überschaubaren Mitgliederzahl aufweisen, folgert daraus jedoch auch, dass manche Aufgaben besser von einer größeren Organisation mit mehr Infrastruktur und Verwaltungsapparat erledigt werden. Hier spielen die größeren Vereinigungen, die sich um die Muskelerkrankungen insgesamt kümmern, eine wichtige Rolle.

Andere nützliche Gruppen

Auf internationaler Ebene sollte eine enge Zusammenarbeit zwischen den Ländern einen hohen Stellenwert einnehmen, besonders was die Unterstützung von Ländern angeht, die kleiner sind oder weniger gut entwickelte Strukturen haben. Die Europäische Allianz der Vereinigungen gegen Muskeldystrophie (EAMDA), welche als Föderation agiert, hat zusammen mit dem „European Neuromuscular Centre" ENMC einen wertvollen Beitrag zur Organisation kleiner Expertentreffen für die verschiedenen Muskelerkrankungen, unter anderem der Myotonen Dystrophie und PROMM, geleistet.

Was politische Lobbytätigkeit angeht, ist eine gemeinsame Strategie besser als getrennte Ansätze durch verschiedene kleinere Gruppen. In Großbritannien vereint zum Beispiel die „Genetic Interest Group" sehr effektiv über 100 separate Gruppierungen, die verschiedene Krankheiten vertreten, für die Organisation von Hilfsstrukturen für genetische Erkrankungen. Für Dinge, die verschiedenen Erkrankungen gemeinsam sind, zum Beispiel in Bezug auf Mobilität, Teilhabe und Ausbildung, setzt sich währenddessen eine Reihe von Behindertengruppen ein.

Informationsquelle Internet

Da viele, in manchen Ländern sogar die meisten Familien Zugang zum Internet haben, ist dies ein wichtiges Werkzeug zur Unterstützung von Patienten mit Myotoner Dystrophie geworden. Auf praktischer Ebene ist es hilfreich, um den Einkauf und die Beschaffung nützlicher Artikel für in der Mobilität eingeschränkte Personen zu erleichtern. Gleichermaßen stellt das Internet heutzutage die Hauptquelle für Informationen über die medizinischen Aspekte vieler Erkrankungen, inklusive der Myotonen Dystrophie, dar.

Da die Menge verfügbarer Informationen so rasch zunimmt, habe ich hier nur einige wenige Quellen aufgelistet (siehe Anhang 1 u. 2) und mich nicht um

Vollständigkeit bemüht. Eine kürzliche Suche erbrachte über 4.000 verschiedene Webseiten zur Myotonen Dystrophie mit zum Teil umfangreichen Einträgen.

Diese riesige Informationsmenge hat zur Folge, dass zwar kaum noch jemand gänzlich uninformiert ist, aber auch, dass neue Probleme entstehen: wie wählt man aus dem Angebot aus und wie versichert man sich, dass die Informationen zutreffend, passend und relevant für einen selbst sind. Einer meiner Kollegen hat die Situation mit dem Versuch verglichen, aus einem Feuerhydranten zu trinken: man kann von der schieren Menge und dem Druck der Informationen umgeworfen werden.

Wenn man dieses Material benutzt, muss man sich bewusst sein, dass es nicht gefiltert, überprüft oder zensiert wird – es kann zutreffend sein oder auch nicht. Man soll sehr vorsichtig damit sein, irgendwelche Informationen über sich selbst zugänglich zu machen: sie stehen dann der ganzen Welt offen. Ähnlich können informelle Gesprächsgruppen für Menschen in entlegenen Gegenden, mit Mobilitätsproblemen oder Scheu vor direktem Kontakt, sehr wertvoll sein; dennoch sollte man sie mit etwas Vorsicht nutzen.

Zusammenfassend gibt es heute für Sie und Ihre Familie sehr viele Informationsquellen und Unterstützung. Ein Großteil der Informationen ist klar und wertvoll, und es gibt zahlreiche hilfsbereite und gut unterrichtete Menschen, die auch Ihnen helfen können. Sie sollten sich nicht mehr alleine fühlen, und wenn Sie die Unterstützungsangebote sinnvoll nutzen, werden Sie sowohl selbst davon profitieren, als auch anderen Menschen in ähnlicher Situation helfen können.

9 Der heutige Stand der Behandlung

Viele Menschen, die gerade die Diagnose Myotone Dystrophie erhalten haben und fragen, welche Behandlungsmöglichkeiten es gibt, sind dadurch entmutigt worden, dass man ihnen antwortete: "Keine". Dies trifft zwar auf den heutigen Stand zu, was die Heilung oder eine medizinische Behandlung, die den Verlauf der Erkrankung radikal umkehrt, betrifft. In Bezug auf die vielen hilfreichen Maßnahmen, die im Verlauf der Erkrankung getroffen werden können und z.T. sogar lebensrettend sind, ist diese Aussage keinesfalls korrekt. Spezielle Symptome lassen sich ebenfalls mit ihrer Entstehung behandeln. Das abschließende Kapitel dieses Buches gibt einen Überblick über die Zukunftsaussichten für eine heilende oder definitive Behandlung, aber in diesem Kapitel befasse ich mich mit dem, was hier und jetzt gemacht werden kann und was jedem Patienten mit Myotoner Dystrophie zugänglich sein sollte.

In diesem Buch habe ich vielfach die Variabilität der Myotonen Dystrophie betont; dies bedeutet, dass viele Patienten, abhängig von ihrem Hauptproblem und ihrem Alter, unterschiedliche Behandlungsansätze benötigen werden. Da das Alter von enormer Bedeutung für die Symptome ist, werde ich die Behandlung von Erwachsenen und von Kindern getrennt besprechen, obwohl es hier auch sehr viele Überlappungen gibt. Ich habe viele Informationen in

Tabellen zusammengefasst und auf vorausgegangene Kapitel, die spezielle Probleme besprechen, verwiesen. Sie werden es eventuell nützlich finden, einige der Tabellen zu fotokopieren und mitzunehmen, um bei Treffen mit Ärzten oder Professionellen die Behandlung zu besprechen.

Muskelsymptome

Es wird auf die Tabelle 9.1 verwiesen. Derzeit ist die Muskelsteifigkeit aufgrund von Myotonie das einzige Muskelsymptom, welches einer speziellen Medikamentenbehandlung zugänglich wäre; allerdings wird dies nur von einer Minderheit der Patienten benötigt. Bedenken Sie, dass die Myotonie über viele Jahre besteht und Nebenwirkungen der Behandlung zwar selten sind, aber bei jahrelanger Behandlung durchaus auftreten können. Das derzeit am häufigsten verwendete Präparat ist Mexiletin, manche Betroffene erhalten aber auch andere Medikamente wie Phenytoin, Chinin oder Procainamid. Die Dosierung sollte der Arzt festlegen. Die meisten dieser Medikamente können die Überleitung im Herzen verlangsamen (sie werden meist auch bei bestimmten Herzleiden ohne Muskelerkrankung angewendet). Falls bei Ihnen eine Herzerkrankung vorliegt, sollten Sie diese Medikamente am besten vermeiden oder nur unter strenger Aufsicht einnehmen. Phenytoin kann im Übermaß auch Gangunsicherheiten auslösen sowie das Kind im Mutterleib schädigen, so dass Sie in der Schwangerschaft oder wenn auch nur die Möglichkeit einer Schwangerschaft besteht, am besten keine Medikamente gegen Myotonie zu sich nehmen.

Die Muskelschwäche an sich kann derzeit nicht durch Medikamente beeinflusst werden, obwohl sich momentan Medikamente in der Erprobung befinden, durch die sich diese Situation in Zukunft hoffentlich ändert. Ich muss aber davor warnen, Medikamente, die bei anderen Muskelkrankheiten helfen sollen, einzunehmen in der Hoffnung, dass sie auch bei Myotoner Dystrophie wirken. Das ist unwahrscheinlich, im Gegenteil ist es sogar gut möglich, dass sie Ihnen schaden. Dies gilt für die so genannten „Kortikosteroide" aller Art, aber auch für hohe Dosen verschiedener Minerale und Vitamine sowie für pflanzliche und traditionelle Heilmittel. Man muss sich bewusst machen, dass „Naturmittel" genauso toxisch sein können wie künstliche Medikamente – zum Beispiel Fingerhut oder Tollkirsche!

Die Diät wurde schon in Kapitel 3 speziell in Bezug auf Übergewicht angesprochen; es gibt keine Belege für einen Effekt der Diätfaktoren auf die Muskelkraft; während eine gesunde Diät also allgemein nützlich ist, ist es sinnlos, Geld für spezielle Diätformen auszugeben in der Hoffnung, dass sie gut für die Muskulatur sind.

Tabelle 9.1 Myotone Dystrophie – Behandlung der Muskelsymptome

Problem	Behandlung / Hilfsmittel
Muskelsteifigkeit (Myotonie)	Medikamente nur bei starken Beschwerden (s. Text)
Bein- und Fußschwäche	Beinschienen
Genickschwäche	Weiche, angepasste Manschette; Kopfstütze im Auto, an Stühlen
Hängende Augenlider	Ptosisbrille (selten chirurgische Behandlung)
Allgemeine Schwäche	Rollstuhl (mit extra Antrieb, vor allem für draußen)

Auch der Einfluss des körperlichen Trainings wurde bereits angesprochen. Es ist sicher wichtig, allgemein fit und mobil zu bleiben, aber besonders anstrengende Tätigkeiten wie Langstreckenlauf und Gewichtstraining werden wahrscheinlich mehr schaden als nützen (obwohl es hierfür kaum objektive Beweise gibt). Schwimmen wird von vielen als sehr nützlich empfunden, da das Wasser einen Großteil des Körpergewichtes abnimmt. Versuchen Sie nicht, durch verstärktes Training Gewicht abzunehmen, ohne gleichzeitig die Kalorienzufuhr zu verringern – das wird selten gelingen.

Wenn Sie Ihre Muskeln schon nicht stärker machen können, können Sie zumindest durch sorgfältige Planung die Belastung verringern. Hier denke ich an rein praktische Dinge, die aber erstaunlich oft nicht beachtet werden. Was die allgemeine Beweglichkeit angeht, ähneln die Bedürfnisse der Patienten mit Myotoner Dystrophie in vielem denen von Patienten mit anderen Muskelkrankheiten. Diese werden am besten von Rehabilitationsspezialisten beurteilt, oft in Zusammenarbeit mit Physiotherapeuten. Heutzutage finden sich Experten dieser Art in Rehabilitationszentren, in denen die Bedürfnisse besser beurteilt werden können, als in der Sprechstunde. Es ist für alle Beteiligten wichtig zu wissen, dass die Myotone Dystrophie mehr Mobilitätsprobleme durch die Schwäche der Unterschenkel und der Füße verursacht, als durch einen Befall der großen Oberschenkelmuskeln. Dies kann die Vorgehensweise beeinflussen.

Die Fahrtauglichkeit ist besonders wichtig, wenn man aufgrund der Muskelschwäche darin behindert wird, längere Strecken zurückzulegen und nur ein schlechtes öffentliches Verkehrsnetz zur Verfügung steht. Sie sollten sich genau überlegen, ob Ihr Auto spezielle Umbaumaßnahmen benötigt und vor einem Kauf die Meinung von Experten über den geeigneten Bautyp erfragen. Bedenken Sie auch, dass die Schwäche der Halsmuskeln eine gute Kopfstütze besonders wichtig macht - das gilt für Beifahrer genauso, wie für die Fahrer selbst.

Eine Schwäche spezieller Muskeln lässt sich mit bestimmten Hilfsmitteln zumindest zum Teil ausgleichen: so kann zum Beispiel die Schwäche der Fußheber, ein häufiges Problem aufgrund der Schwäche von Unterschenkelmuskeln, mit Hilfe spezieller unsichtbarer Kunststoffeinlagen, die in den Schuh eingepasst werden, ausgeglichen werden. Eine weiche Halskrause, die auch bei anderen Nackenproblemen angewendet wird, kann besonders dann nützlich sein, wenn Nacken- oder Kopfschmerzen mit der Nackenschwäche einhergehen. Auch die Lidheberschwäche lässt sich mit speziellen Brillen oder augenärztlichen Maßnahmen behandeln.

Hilfsmittel im Haushalt

Man soll bei Bemühungen, mit der Muskelschwäche zurechtzukommen, nicht bei sich selbst und der Anpassung des eigenen Körpers aufhören; vielmehr ist es sinnvoll, die Umgebung im eigenen Hause daraufhin zu überprüfen, ob Ihnen Veränderungen dort nicht helfen könnten. Dies gilt auch für den Arbeitsplatz. Anpassungen, die dazu dienen, Verletzungen zu vermeiden, sind wie gesagt sicher vordringlich. Diese Änderungen tragen aber gleichermaßen dazu bei, körperlichen Belastungen vorzubeugen und können somit auch gegen vorzeitige Ermüdung helfen.

Veränderungen dieser Art benötigen eine sorgfältige Planung und Expertenhilfe. Auch hier ist die Unterstützung durch eine Rehabilitationseinrichtung mit Beschäftigungstherapeuten nützlich. Solche Dinge sollten frühzeitig in die Wege geleitet und nicht abgewartet werden, bis sich die Situation zuspitzt.

Schließlich, falls Sie eine schwere Schwäche haben und Ihre Mobilität stark eingeschränkt ist, haben Sie über die Nutzung eines Rollstuhls nachgedacht, besonders außer Haus oder auf unbekanntem Gelände?

Ich habe beobachtet, dass viele Menschen zunächst zögern, dies in Erwägung zu ziehen, auch wenn sie schon viele ihnen wichtige Aktivitäten eingestellt haben. Ein Rollstuhl, besonders mit elektrischem Motor, könnte Ihnen erlauben, Ihren Aktivitäten weiter nachzugehen und relativ unabhängig zu bleiben. Ich ziehe in der Diskussion darüber den Vergleich mit unseren Vorfahren vor einigen Generationen heran, die anfangs auch nur zögerlich neue Erfindungen wie das Auto oder die Eisenbahn benutzen wollten. Wer denkt heute noch daran, von einer Stadt in die nächste zu Fuß zu gehen? Meist ist es einfacher für einen Menschen, der Benutzung eines Rollstuhls oder einer anderen Hilfe zuzustimmen, wenn man selbst für sich Gelegenheit hatte festzustellen, wie viel Nutzen man davon hat. Für die meisten Patienten mit Myotoner Dystrophie wird dies nicht wesentlich sein, aber es sollte nicht von vornherein abgelehnt werden.

Medizinische Probleme

Ich habe schon angesprochen, dass für manche die vielfältigen internistischen medizinischen Probleme der Myotonen Dystrophie genauso wichtig oder noch bedeutsamer sein können als die Muskelschwäche, und dass diese unbehandelt sogar gefährlich sein können, auch wenn keine schweren Muskelsymptome vorliegen. Es ist immens wichtig, dass diese Dinge regelmäßig überprüft und von den Neurologen oder anderen Spezialisten für Muskelerkrankungen nicht vernachlässigt werden.

In der Tabelle 9.2 sind die wichtigsten medizinischen Probleme, die erkannt und behandelt werden müssen, aufgeführt. Sie sind in Kapitel 4 ausführlicher dargestellt, so dass hier nur einige Kommentare über die Behandlungsmaßnahmen zu machen sind.

Herzprobleme

Die Behandlung hängt ab von der Art der Rhythmusstörung und sollte von einem Herzspezialisten festgelegt werden. Wenn durch die Medikamente ein regelmäßiger Herzrhythmus nicht wiederhergestellt oder aufrechterhalten werden kann, kann eine elektrische Behandlung dafür erforderlich werden. Für eine verlangsamte Überleitung („Herzblock") kann dagegen ein künstlicher Schrittmacher erforderlich werden. Es gibt noch viele Diskussionen darüber, ob Letzteres am besten schon vor dem Beginn von Symptomen eingesetzt wird, oder ob man lieber abwartet. Falls diese Maßnahmen erschreckend klingen, sollte man sich vergegenwärtigen, dass sie oft bei sehr alten und gebrechlichen Menschen mit gutem Ergebnis angewendet werden, und dass sie nur bei einer Minderzahl der Patienten mit Myotoner Dystrophie notwendig sind.

Lungenprobleme

Falls diese daher rühren, dass Speiseanteile in die Luftröhre gelangen, sollte man dies erkennen und beseitigen. Eine Anpassung der Ernährung in Zusammenarbeit mit einem Sprach- und Schlucktherapeuten kann helfen. Ebenso kann es hilfreich sein, den Rücklauf von Speiseresten aus dem Magen durch das Vermeiden von flachem Schlafen und späten, reichlichen Abendspeisen zu vermindern.

Falls eine Schwäche der Atemmuskeln bei Nacht die Ursache ist, kann dem durch die Verwendung eines Gerätes, welches nachts die Atmung stimuliert, abgeholfen werden. Dies ist allerdings selten notwendig. Es ist wichtig, dass Atemwegserkrankungen frühzeitig mit Antibiotika behandelt werden, um zu verhindern, dass die Infektion „in die Lunge geht", was bei schwachem Hustenstoß eher passiert. Krankengymnasten können Ihnen Atemübungen zeigen, die helfen, die Lunge freizuhalten.

Darmprobleme und Bauchschmerzen

Eine Reihe von Medikamenten kann hier, ähnlich wie beim „Reizdarmsyndrom", helfen, die Darmwand zu „entspannen". Eine ballaststoffreiche Ernährung kann nützlich sein. Falls Verstopfung behandelt wird, sollte Flüssigparaffin vermieden werden (was ohnehin heutzutage kaum benutzt wird).

Tagesschläfrigkeit

Dies ist ein für manche sehr belastendes Symptom, für das sich in mehreren neueren Studien Medikamente als nützlich erwiesen haben. Die genauen Einzelheiten der Behandlung sind noch in der Entwicklung.

Diabetes mellitus

Ein Diabetes tritt nur bei einer kleinen Minderheit der Patienten mit Myotoner Dystrophie auf und muss gewöhnlich nicht mit Insulin behandelt werden. Falls er auftritt, ist eine gute Einstellung des Blutzuckers noch wichtiger als für andere Diabetiker; die Myotone Dystrophie allein ist schon genug an gesundheitlicher Belastung.

Katarakt

Katarakte lassen sich, auch bei älteren Menschen mit schlechtem Gesundheitszustand, chirurgisch mit sehr gutem Ergebnis entfernen.
Natürlich gibt es zahlreiche andere, seltene Komplikationen der Myotonen Dystrophie, die ich hier nicht angesprochen habe. In der Regel werden diese nicht

anders behandelt, als wenn das Problem ohne Myotone Dystrophie auftritt. Für die Ärzte, die ein spezielles Problem behandeln, ist es aber grundsätzlich sehr wichtig zu wissen, dass Sie eine Myotone Dystrophie haben; ansonsten besteht das Risiko, dass andere Aspekte der Erkrankung verschlimmert werden.

Tabelle 9.2 Hilfsmittel und Behandlung medizinischer Probleme

Herz	Regelmäßige EKGs; detailliertere Untersuchungen bei Bedarf. Spezielle Medikamente zur Korrektur der Herzprobleme; ggfs. Herzschrittmacher.
Thorax	Eintritt von Essen oder Flüssigkeit in die Lunge vermeiden. Bei Indikationen sofortige Verordnung von Antibiotika. Wenn notwendig, Beatmung.
Darmprobleme	Krampflösende Medikamente für Magenschmerzen und Reizdarmsyndrom.
Tagesschläfrigkeit	Schwache Atemfunktion vermeiden. Spezielle Mittel sind in Erprobung.
Diabetes	Umstellung auf Diätkost; Insulin wird selten benötigt.
Grauer Star	Gute Ergebnisse durch operative Entfernung.

Operative Eingriffe und Anästhesie

Wir alle benötigen irgendwann im Leben einen chirurgischen Eingriff, sei es wegen einer Krankheit oder aufgrund von Unfällen. Das Vorliegen einer Myotonen Dystrophie ist kein Grund, die Vorteile einer Operation nicht genießen zu können, aber es sollte im Wissen um die Erkrankung und mit der größten Vorsicht geschehen. Es gibt mehrere Aspekte, die Sie und Ihre Ärzte bedenken sollten.

1. Ist der Eingriff wirklich notwendig? Sie sollten genau überlegen, ob er einen großen Unter-

schied in Ihrem Leben machen wird, ob es nicht-operative Alternativen gibt und ob die chirurgische Diagnose wirklich stimmt. Stehen die Symptome (z.B. Bauchschmerzen) nicht doch in Wirklichkeit in Zusammenhang mit Ihrer Erkrankung, und sind sie dann nicht besser mit Medikamenten zu behandeln? Falls Sie wirklich eine Operation brauchen, erheben sich die nächsten Fragen:

2. Wo soll der Eingriff gemacht werden? Die einfache Antwort ist, in einem Krankhaus mit allen unterstützenden Abteilungen, inklusive einer Intensivstation, falls etwas Bedrohliches eintritt. Relativ einfache Eingriffe können bei ansonsten gesunden Personen in einer Praxis oder Tagesklinik stattfinden – das gilt aber *keinesfalls* für jemanden mit Myotoner Dystrophie. Es gibt keinen Ersatz für ein Krankenhaus mit diensthabenden Ärzten im Haus rund um die Uhr.

3. Der Chirurg und der Anästhesist müssen beide *im voraus* über Ihre Erkrankung Bescheid wissen. Dies auf dem Weg in den OP anzusprechen, ist zu spät! Sie müssen ebenfalls die eventuellen Risiken bedenken, um die nötige Versorgung und Maßnahmen zu planen.

4. Was muss vor, während und nach der Operation unternommen werden? Dies hängt von der Art des Eingriffes ab; es wäre nicht sinnvoll, feste Regeln aufzustellen.

5. Notfallchirurgie, zum Beispiel nach einem Verkehrsunfall, kann solche Vorplanung unmöglich machen. Wenn Sie aber einen Warnhinweis, z.B. als Karte beim Ausweis oder als Armband tragen, der klar vermerkt, dass Sie Myotone Dystrophie haben, wird es das Krankenhausteam auf das Problem aufmerksam machen. Die Deutsche Gesellschaft für Muskelkranke gibt

kostenlos einen Notfallpass und ein Informationsblatt mit den wichtigsten Angaben heraus (siehe Anhang 1).

Geburt

Fragen zur Schwangerschaft und Geburt wurden schon in Kapitel 6 besprochen, aber wenn Sie Myotone Dystrophie haben und schwanger sind, ist es wichtig zu realisieren, dass ein Kaiserschnitt oder eine Narkose häufig erforderlich werden, und dass es für Sie wie für Ihr Kind sehr wichtig ist, dass die Geburt in einem Krankenhaus mit allen Einrichtungen stattfindet.

Allgemeine Maßnahmen

Sie werden erkannt haben, dass die unterschiedlichen Aspekte Ihrer Behandlung einfacher und effektiver organisiert werden können, wenn sie koordiniert werden, anstatt stückchenweise von einzelnen Fachleuten angegangen zu werden. Natürlich braucht man Fachleute für besondere Aspekte wie den Katarakt oder die Herzprobleme, aber diese Spezialisten werden nicht Ihre gesamte Behandlung übernehmen.

Vielfach ist der Hausarzt nach wie vor am besten geeignet, um als Koordinator zu fungieren, obwohl die meisten Hausärzte unter großem Druck arbeiten. Um von seinem Hausarzt die bestmögliche Hilfe zu bekommen, ist es sinnvoll, sich früh mit ihr oder ihm in Verbindung zu setzen und die Erkrankung zu besprechen. Nehmen Sie relevante Unterlagen und Literatur (aber nicht mehr als ein oder zwei Seiten) mit, um sie in Ihre Akte einzufügen, und besprechen Sie, wie sich die regelmäßigen Termine und Verlaufsuntersuchungen (inklusive EKG) am besten vereinbaren lassen, ob in der Praxis oder direkt in der Klinik. Denken Sie auch daran, Fragen wie Unterstützung durch staatliche Stellen und häusliche Hilfsmittel anzusprechen und entsprechende Beurteilungen zu veranlassen. Wenn das Praxisteam Sie und Ihre Krankheit kennt, haben Sie viel eher die Chance, fachgerechte Hilfe im akuten Erkrankungsfall zu erhalten. Die meisten Ärzte werden auch an Ihrer Erkrankung sehr interessiert sein, weil sie sie zuvor selten angetroffen haben. Denken Sie daran, dass Ihr Hausarzt die verschiedenen Spezialisten in Ihrer Umgebung am besten kennt und weiß, wer zu empfehlen ist.

Was die Krankenhausversorgung angeht, werden Sie eventuell Zugang zu einer Spezialsprechstunde für Muskelerkrankungen haben, z.B. in einem DGM-Muskelzentrum (eine Liste der Muskelzentren erhalten Sie bei der DGM oder unter www.dgm.org). Wenn hier viele Patienten mit Myotoner Dystrophie behandelt werden, ist dies mit Sicherheit ein nützlicher Kontakt und eine wertvolle Hilfsquelle. In jedem Bundesland in Deutschland gibt es mindestens ein Muskelzentrum, das in der Regel an eine Uniklinik angeschlossen ist. Da die Entfernungen dennoch für manche Betroffene sehr weit sind, sind wohl nicht alle Patienten mit Myotoner Dystrophie an einem Muskelzentrum in Behandlung. Gleichwohl sind Muskelzentren die beste Adresse für regelmäßige Verlaufsuntersuchungen und Beratung über neue Entwicklungen.

Die ideale Kombination ist ein interessierter Hausarzt mit seinem Team und der gelegentliche (z.B. in jährlichen Abständen) Besuch einer Spezialsprechstunde zu Muskelerkrankungen. Spezielle Probleme sind je nach Bedarf mit den entsprechenden Fachleuten zu klären. Wenn Sie zusätzlich Kontakt zu einer aktiven, lokalen und nationalen Selbsthilfegruppe haben, müssten Sie ein ausreichendes Gerüst haben, mit den meisten Problemen, die aus der Erkrankung erwachsen, zurecht zu kommen. Leider haben die meisten Erkrankten kein so ideales Versorgungsnetz.

Es lohnt sich aber, sich dafür einzusetzen. Ein gut funktionierendes System in einer Region macht es für Gesundheitspolitiker anderer Gebiete schwierig, bei sich eine lückenhafte Versorgung zu dulden und zu rechtfertigen.

Zusammenfassend kann in der Versorgung und Behandlung der speziellen Aspekte der Myotonen Dystrophie vieles getan werden, was Ihnen als betroffener Person sehr nützlich sein kann, auch wenn es noch keine Heilung gibt. Ein Teil der besprochenen Dinge benötigt spezialisierte medizinische Untersuchungen und muss von ärztlicher Seite koordiniert werden. Vieles aber können Sie selbst tun oder zumindest einleiten, wenn Sie über Ihre Erkrankung gut informiert sind. Sie können mit Vernunft Risiken vermeiden und Sie sind vorbereitet auf eine hartnäckige, aber geduldige und kooperative Zusammenarbeit mit dem medizinischen Fachpersonal und mit Ärzten, deren Hilfe Sie benötigen, die aber eventuell weniger über Ihre Erkrankung Bescheid wissen, als Sie selbst. Die Vorschläge in diesem Kapitel sollen dazu dienen, dass Sie in einem bestmöglichen Zustand bleiben, um dann maximal davon zu profitieren, wenn eine wirksame Behandlung für die Myotone Dystrophie zur Verfügung steht.

10

Die Zukunft – Entwicklung einer effektiven Vorsorge und Behandlung für die Myotone Dystrophie

Zum Zeitpunkt der Entstehung dieses Buches gibt es noch keine medizinische Behandlungsform, welche erwiesenermaßen das Voranschreiten oder auch nur den Beginn der Symptome der Myotonen Dystrophie bei denen verzögern kann, welche die Mutation tragen.

Diese Aussage erscheint für den Beginn dieses letzten Kapitels wenig ermutigend, aber es ist besser, die Dinge ungeschminkt darzustellen, bevor man nach den Ursachen sucht und überlegt, wie sich die Situation ändern könnte. Ich habe bereits dargestellt, wie viel für die Linderung spezieller Symptome getan werden kann, ohne dass eine spezifische Therapie zur Verfügung steht. Diese Maßnahmen dienen aber alle im Grunde nur dem Zeitgewinn, bis eine effektive Methode, den Verlauf der Erkrankung grundlegend zu ändern, gefunden wird. Ich bin derzeit optimistischer als jemals zuvor in den 30 Jahren, in denen ich mich mit der Myotonen Dystrophie beschäftige. In diesem Kapitel möchte ich zeigen, warum und welche Entwicklungen am ehesten von praktischem Nutzen sein dürften.

Grundverständnis der Erkrankung und Forschung

In Kapitel 7 ist der derzeitige Stand der genetischen Erkenntnisse dargestellt. Man vergisst leicht, dass wir vor wenig mehr als 10 Jahren überhaupt keine Vorstellung davon hatten, was die zugrundeliegende genetische Veränderung sein könnte. Allein in den letzten 3 bis 4 Jahren konnten wir annähernd zu verstehen beginnen, wie diese Veränderung zu den Schäden am Muskel und anderen Organsystemen führt.

Dies wäre alles nicht ohne die Forschung, zu einem großen Teil mit Laborversuchen, aber auch durch klinische Forschung mit Menschen wie Ihnen und Ihrer Familie, geschehen. Vielfach ist dies eine frustrierende, fast entmutigende Angelegenheit gewesen, aber die Hoffnung zu verstehen, wie diese Zusammenhänge funktionieren (beziehungsweise Defekte entstehen) und darüber eine wirksame Behandlung zu entwickeln, hat die Forscher und Kliniker weiter machen lassen. Das Jahr 1992 stellte bereits eine Art Wasserscheide dar: nachdem das Gen und seine Mutation identifiziert waren, war klar, dass mit Zeit, harter Arbeit und Beständigkeit die Einzelheiten der Entstehung der Myotonen Dystrophie entschlüsselt würden. Dies wird der Ausgangspunkt für die Entwicklung der Behandlung werden.

Könnte eine Heilung der Myotonen Dystrophie jemals ohne diese mühselige Sammlung von Informationen gelingen? In meinen Augen ist dies sehr unwahrscheinlich, wenn nicht ganz unmöglich. Die meisten Behauptungen über neue Behandlungsmethoden, die nicht auf soliden wissenschaftlichen Grundlagen beruhen, erweisen sich als trügerisch. Es gab zahlreiche solcher schlecht fundierten Therapieempfehlungen für andere Muskeldystrophien, aber keine hat einer genauen Überprüfung standgehalten. Die Erwartungen vieler Patienten und Familien wurden dadurch enttäuscht. Es wird wahrscheinlich keine Abkürzung geben, auch wenn die benötigte Zeit frustrierend sein kann.

Es ist wichtig zu erkennen, dass nicht nur die Forschung über Myotone Dystrophie im engeren Sinne nützlich sein wird. Arbeiten über andere Arten von Muskeldystrophie können Informationen über grundlegende Mechanismen beisteuern, und die so genannte „Grundlagenforschung" über Vorgänge des normalen Stoffwechsels kann von größter Bedeutung sein – auch wenn manche dieser Forscher noch nie etwas von Myotoner Dystrophie gehört haben. Deshalb ist es wichtig, dass alle, die in der Forschung arbeiten, in Kontakt bleiben und Ideen austauschen – man weiß nie, woher der nächste wichtige Fortschritt kommen könnte.

Welche Forschungsfortschritte werden am ehesten in eine Behandlung eingehen?

Was diese Frage betrifft, werde ich spekulieren müssen, so dass meine Ansichten sich auch später als irrig erweisen können. Es ist aber nicht falsch, sie mit Ihnen zu teilen, solange Sie sich im Klaren darüber sind, dass es sich nur um Ideen handelt, und dass ich im Wesentlichen klinisch arbeite und kein Laborwissenschaftler bin.

Gentherapie

Beginnen wir mit der Mutation, der Genveränderung, und fragen wir uns, ob wir diese wohl in absehbarer Zeit werden korrigieren können? Wir haben gesehen, dass nahezu alle Patienten mit Myotoner Dystrophie die gleiche genetische Veränderung haben, nämlich die „Trinukleotid-Repeatsequenz" in einem bestimmten Teil eines speziellen Gens. Grob gesagt, wird die Erkrankung umso schwerer verlaufen, je größer die Veränderung ist. Könnten wir dies also irgendwie beeinflussen?

Tatsächlich kommt so etwas gelegentlich in der Natur vor. Es wurden Einzelpersonen beschrieben, die eindeutig eine „krankhafte" Kopie dieses Gens von einem erkrankten Elternteil geerbt haben, aber dennoch ganz gesund sind. Dies ist darauf zurückzuführen, dass die vergrößerte Repeatsequenz wieder in den Normbereich geschrumpft ist. Könnte dies nicht irgendwie bei einem Patienten künstlich veranlasst werden? Bei all den Berichten über Gentherapie in den Medien könnte es doch möglich sein, das veränderte Gen durch ein normales zu ersetzen und die Krankheit zu verhindern.

Unglücklicherweise ist dies nach meiner Einschätzung aus mehreren Gründen wenig wahrscheinlich. Zum Ersten: es gäbe keine Möglichkeit, den Fehler im ganzen Körper rückgängig zu machen, außer wenn die Korrektur schon bei einem sehr kleinen Embryo gemacht würde; und nur das normale Gen später dazu zu addieren – z.B. im Muskel – würde wenig nützen, da es ja offenbar nicht das Fehlen des normalen Gens ist, was das Problem ausmacht. Schließlich besitzt jeder Patient mit Myotoner Dystrophie neben dem krankhaften ein normales Gen, das seinerseits die Erkrankung auch nicht verhindert. Deshalb bezweifle ich, dass eine „Gentherapie", wie wir sie kennen, hier viel helfen könnte.

Eingriffe an der RNA

Dieser Ansatz ist vielleicht der spannendste und könnte zu einer ganz neuartigen Behandlung führen. Wie in Kapitel 7 dargelegt, ist ja die RNA das Zwischenprodukt zwischen dem Gen selbst (aus DNA) und den Proteinen, die direkt die Körperfunktionen regeln. Wir haben gesehen, dass einer der Effekte der expandierten Repeatsequenz darin besteht, dass sie die Produktion von RNA-Molekülen im Zellkern behindert, indem sie diese an sich bindet, und dass dies eine Reihe unterschiedlicher RNA-Sorten betrifft, die für wichtige Proteine in Herz, Muskel und anderen Organen benötigt werden. Falls man eine Methode entdecken würde, die diesen Prozess stoppen könnte, könnten diese RNAs den Zellkern verlassen und ihre verschiedenen Proteine normal herstellen.

Dieser Ansatz ist so neuartig, dass es nicht vernünftig wäre, davon rasche Behandlungsfortschritte zu erwarten. Dennoch ist er jetzt als ein Bereich erkannt worden, in dem sich weitere Forschung lohnt – ein Beispiel, wie wichtig es ist, die zugrunde liegenden Prozesse zu verstehen. Forscher arbeiten jetzt schon an Tiermodellen, bei denen eine verlängerte Repeatsequenz in die Zelle eingeführt worden ist, so dass der Prozess, wie sich die RNA verfängt und verändern lässt, studiert werden kann. Wir müssen aber die Ergebnisse dieser Studien abwarten, bevor Untersuchungen mit Patienten stattfinden können.

Behandlung auf der Proteinebene

Ich habe schon angedeutet, dass die Myotone Dystrophie - anders als manche genetischen Erkrankungen – nicht einfach das Resultat des Fehlens eines bestimmten Proteins ist, welches dann ersetzt werden könnte. Da jetzt aber sicher gesagt werden kann, dass wohl mehrere unterschiedliche Proteine betroffen sind, weil der Defekt der RNA ihre normale Herstellung behindert, sollte es möglich sein, festzustellen, welches Protein für einen bestimmten Aspekt der Erkrankung – im Muskel, Herz, Auge, usw. – verantwortlich ist. Dann könnte man sich darauf konzentrieren herauszufinden, wie die Funktion dieses speziellen Proteins verbessert werden könnte. Es könnte sein, dass dies sogar besser machbar ist als Veränderungen an der RNA, insbesondere da wir schon recht viel über die Funktion mancher dieser Proteine wissen. Es würde mich nicht wundern, wenn auf dieser Basis schon in den nächsten 5 Jahren Therapiestudien möglich wären.

Tierversuche

Dies würde jeder gerne umgehen, aber man muss sich eingestehen, dass für viele Forschungszweige die Verwendung von Tieren unumgänglich ist. Dies gilt besonders für die Versuche mit sog. „transgenen" Modellen, bei denen es jetzt möglich ist, die genetischen Veränderungen bestimmter Erkrankungen, zum Beispiel auch der Myotonen Dystrophie, in ein Versuchstier, meist eine Maus, einzuschleusen und die Auswirkungen zu studieren. Dies könnte aus Gründen der Ethik oder der Sicherheit nicht bei einem Menschen gemacht werden; einige der vielversprechendsten Fortschritte beim Verständnis der Myotonen Dystrophie sind jedoch auf diesen Ansatz zurückzuführen. Wenn die nächste Stufe erreicht wird, bei der neue Behandlungsmethoden getestet werden, werden solche Tiermodelle ebenso wichtig sein, um den Effekt der Behandlung oder auch Nebenwirkungen zu beurteilen.

Dank der genetischen Forschung kann inzwischen jedoch auf viele Tierversuche verzichtet werden. Unsere Erbsubstanz hat nämlich eine große Ähnlichkeit zu der aller anderen Lebewesen, somit kann viel Grundlagenforschung auch an einfachen Organismen wie Hefen oder Bakterien stattfinden, statt bei Säugetieren. Zellkulturen ermöglichen es zudem, dass menschliche Zellen außerhalb des Körpers untersucht werden können. Es wäre aber verkehrt, zu denken, dass schon jetzt auf Tierversuche verzichtet werden kann, wenn wir die Myotone Dystrophie verstehen und eine wirksame Behandlung finden wollen. Sie sind nach wie vor notwendig, dies müssen alle akzeptieren, die sich ein besseres Verständnis komplexer genetischer Erkrankungen und eine Möglichkeit der Behandlung wünschen.

Untersuchungen neuer Behandlungsformen an Patienten

Dieser Absatz bringt uns zur nächsten Stufe, an die wir denken müssen. Wenn wir einmal gute Belege für die verschiedenen Schritte haben, die zur Myotonen Dystrophie führen und Stoffe identifiziert haben, die im Tiermodell und in Zellkulturen darauf Einfluss nehmen, wie können wir beginnen, diese Stoffe an Patienten mit Myotoner Dystrophie auszuprobieren?

Hier muss man wissen, dass es gut ausgearbeitete Richtlinien gibt, die für alle neuen medizinischen Behandlungen ähnlich sind und die Schritte regeln, die durchlaufen werden müssen, bevor eine neue Behandlung als wirksam anerkannt wird. Sie sind zeitaufwendig, teuer und oft enttäuschend. Dennoch hat sich die Alternative, nämlich neue Dinge einfach „aufs Geratewohl" auszuprobieren, über die Jahre als sehr viel unbefriedigender erwiesen. Anfängliche Begeisterung mündete dabei oft in Unsicherheit und Verwirrung, und manchmal wurden dabei sogar Patienten in Gefahr gebracht.

Ich habe einige der wichtigsten Aspekte solcher Studien in Tabelle 10.1 zusammengefasst. Sie waren sich möglicherweise nicht bewusst, dass eine so komplexe Vorgehensweise erforderlich ist, aber es wird Ihnen helfen zu verstehen, warum etwas Neues nicht einfach allgemein zugänglich gemacht werden kann. Zunächst muss es vernünftige Hinweise geben, bevor überhaupt mit einer vollständigen Beurteilung begonnen werden kann. Es ist unverantwortlich, eine großangelegte Studie nur auf der Basis einer Vermutung oder auch dem Ansprechen eines einzelnen Patienten zu verlangen. Eine vernünftige Studie kann große Summen kosten, und dies könnte bedeuten, dass dadurch Mittel anderen, besser begründeten Forschungen nicht zugute kämen.

Die Sicherheit ist selbstverständlich von maßgeblicher Bedeutung. Das alte Gesetz der Ärzte „Tue keinen Schaden" gilt heute genauso wie früher. Natürlich kann es sein, dass ein Medikament erprobt wird, welches schon bei anderen Erkrankungen benutzt wird und dessen Sicherheit schon erwiesen ist, aber wenn es sich um etwas komplett Neues handelt, sind strenge Überprüfungen, zunächst an Tieren, dann bei Patienten, erforderlich.

Sobald die Stufe klinischer Studien erreicht ist, muss man die Ziele und die Methode zur Messung genau festlegen. Ist z.B. das Ziel die Besserung der Muskelkraft, so ist es nicht sinnvoll, nur die Myotonie zu messen. Für eine langsam sich entwickelnde Krankheit wie die Myotone Dystrophie ist es außerdem wichtig, einen langen Beobachtungszeitraum zu wählen, um einen echten Behandlungseffekt zu sehen; dies gilt besonders für Behandlungen, bei denen es nicht darum geht, die Schwäche zu vermindern, sondern ihr Fortschreiten einzudämmen. Dies beeinflusst auch die Anzahl der Studienteilnehmer, denn es müssen viel mehr Patienten teilnehmen, als Sie wahrscheinlich denken würden – es sei denn, es handelt sich um einen dramatischen Behandlungseffekt (was schließlich nicht oft vorkommt). Die Hilfe eines Statistikers ist erforderlich, und es müssen zunehmend so genannte „Multicenterstudien" durchgeführt werden. Die gleichen statistischen Berechnungen sind erforderlich, um ein klares Resultat feststellen zu können – das hoffentlich auf einen Nutzen hinweist, aber auch bedeuten kann, dass eine Studie beendet wird, weil das Medikament die Krankheit der Patienten verschlimmert.

Fast alle Studien benötigen einen Vergleich, meist über eine „Kontrollgruppe", die das Medikament nicht einnimmt. Dies wird erforderlich, weil allein die Teilnahme an einer Studie zur Folge haben kann, dass sich ein Patient besser fühlt, oder auch, dass sich die allgemeinen Bedingungen der Behandlung verbessern. Der einzige Weg, dies zu umgehen, ist, dass eine Patientengruppe in der Studie nur eine Scheinbehandlung, ein "Placebo", erhält, und dass dies weder der Arzt noch der Patient wissen, bis die Studie entschlüsselt wird.

Tabelle 10.1 Einige wichtige Schritte in der klinischen Erprobung neuer Behandlungsmethoden

---

Hinreichende Erkenntnisse der Grundlagenforschung?

Ist die Sicherheit durch Tierversuche oder beim Menschen belegt?

Sind die erwünschten Wirkungen messbar?

Anzahl benötigter Patienten – monozentrische oder multizentrische Studie?

Kontrollgruppe für Vergleiche

Wirkungsanalyse – wie kann ein signifikanter Nutzen sichergestellt werden?

Was ich hier über Studien gesagt habe, gilt besonders für Studien, welche die Behandlung aller Erkrankungsaspekte, insbesondere der Muskelschwäche, zum Ziel haben. Genauso wichtig sind spezifischere Studien zu bestimmten Aspekten der Myotonen Dystrophie. Symptome wie Tagesschläfrigkeit oder Bauchschmerzen sind Beispiele, bei denen die Kontrolle der speziellen Symptome schon einen erheblichen Fortschritt bringt, auch wenn sich der Gesamtverlauf der Erkrankung nicht ändert. Auch solche Studien benötigen eine feste Struktur.

Vorbereitungen für Studien

Sie haben aus dem Gesagten erkannt, dass der Prozess der Erprobung erfolgversprechender Substanzen, Medikamente, oder Behandlungen langwierig und komplex ist. Studien lassen sich nicht über Nacht ausarbeiten. Es ist deshalb wichtig, die nötigen Strukturen schon jetzt vorbereitet zu haben. Dies bedeutet vor allem, mit forschungsorientierten Kliniken zu arbeiten, die über das zusätzliche Personal und die nötige Zeit verfügen, über Jahre hinweg genaue Kontrollen vorzunehmen. Internationale Kontakte dieser Kliniken stellen sicher, dass jeder nach dem gleichen Muster arbeitet. Wenn dann etwas Vielversprechendes verfügbar wird, erhält eine Studie eine solide Basis.

Bevor eine Substanz zum Testen feststeht, sind die entsprechenden Organisationen in den meisten Ländern leider sehr schwer dazu zu bewegen, Fördermittel oder Unterstützung bereitzustellen oder auch nur Interesse zu zeigen. Obwohl informelle Netzwerke entstanden sind, können diese nur gut funktionieren, wenn eine Reihe von Kliniken sich über das Maß bestehender Leistungen hinaus abstimmt und eine entsprechende finanzielle Ausstattung besitzt. Nur ständiger Druck durch die Selbsthilfegruppen, die international arbeiten und mit Organisationen für andere Muskelkrankheiten kooperieren, kann eine Besserung erreichen. In den USA hat man in dieser Hinsicht schon etwas weitere Fortschritte gemacht.

Auf der anderen Seite ist eines der ermutigendsten Dinge bei der Arbeit mit der Myotonen Dystrophie die enge Kooperation und kameradschaftliche Einstellung derer, die daran mitarbeiten. Dies zeigte sich bei der langen Arbeit, die zur Feststellung der genetischen Grundlage der Erkrankung führte, und später wieder bei den Vorbereitungen für Studien. Die Anzahl und die Breite der Interessen der Forscher, die an der Myotonen Dystrophie arbeiten, hat unendlich zugenommen, seit der Gendefekt entdeckt wurde, und die Kontakte zwischen Laborforschern und klinischen Wissenschaftlern sind wahrscheinlich enger als je zuvor. Da die Kontakte international sind, hat jeder Fortschritt in einer Region sofortige Auswirkungen auf andere Länder, wie z.B. dass die Anwendung des Gentests sofort ohne Beschränkungen auf der ganzen Welt verfügbar wurde. Jetzt, wo die gesamten Forschungsanstrengungen der Entwicklung wirksamer Therapien gelten, können Sie annehmen, dass mit der Förderung und Ermutigung der entsprechenden Organisationen, die Kliniker und Wissenschaftler, die an der Myotonen Dystrophie arbeiten, stetige Fortschritte bei der Entwicklung solcher wirksamen Behandlungen machen werden.

11
Abschließendes

Ich bin nun am Ende dieses Buches angelangt und mir ist wohl bewusst, dass ich noch vieles andere hätte einfügen können und dennoch einiges vielleicht nicht ausführlich genug dargestellt habe. Ich weiß auch, dass die Betroffenen nach etwas suchen, was weder ich noch sonst jemand derzeit versprechen kann – eine wirksame Behandlung in der unmittelbaren Zukunft.

Dennoch hoffe ich, dass dieses kurze Buch einigen von Ihnen zu einer klareren Vorstellung ihrer Erkrankung verholfen und auch einige praktische Vorschläge geboten hat, wie man sich selbst (und auch seinen Ärzten) helfen kann. Ich habe versucht, zugleich realistisch als auch optimistisch zu sein, weil ich der festen Überzeugung bin, dass es sowohl zahlreiche hilfreiche Schritte gibt, die man jetzt schon unternehmen kann, als auch sehr konkrete Hoffnungen auf zukünftige Fortschritte. Die meisten praktischen Aspekte haben auf der ganzen Welt ihre Bedeutung; und ich hoffe sehr, dass für diejenigen, die in Teilen der Welt leben, wo die medizinische Versorgung weniger gut geregelt ist, die Qualität der Unterstützung für Familien mit Myotoner Dystrophie schrittweise das Niveau besser gestellter Länder erreicht.

Die Zukunft liegt nicht nur in der Hand der Wissenschaftler, Kliniker und anderen Berufsgruppen mit einem professionellen Interesse an der Myotonen

Dystrophie, sondern auch in Ihrer eigenen - als Patienten, Selbsthilfegruppen und internationale Vereinigungen. Der Grad der Zusammenarbeit wird maßgeblich die Geschwindigkeit des Fortschritts beeinflussen. Ich erwarte, und ich hoffe sehr, dass der Fortschritt vieles von dem, was ich hier geschrieben habe, rasch veralten lassen wird.

Schließlich habe ich nun die Gelegenheit zu sagen, dass die Möglichkeit, seit über 30 Jahren mit Patienten mit Myotoner Dystrophie und ihren Familien zu arbeiten, zugleich ein Privileg und ein Vergnügen war. Ich war mir oft bewusst, wie wenig ich bei bestimmten Gelegenheiten helfen konnte, aber dies ist eine Chance, Ihnen allen mit diesem Buch Danke zu sagen.

Anhang 1

Selbsthilfe in Deutschland

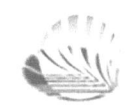 **Deutsche Gesellschaft für
Muskelkranke e.V. DGM**
Im Moos 4
79112 Freiburg

www.dgm.org Tel.: 0 76 65 / 94 47-0
info@dgm.org Fax: 0 76 65 / 94 47-20

Was ist die DGM?

Die Deutsche Gesellschaft für Muskelkranke ist mit über 7.000 Mitgliedern die größte Selbsthilfeorganisation für Muskelkranke in Deutschland.

In den 16 Landesverbänden, koordiniert durch die Bundesgeschäftsstelle, setzt sich die DGM ein für Selbstbestimmung, Teilhabe und Lebensqualität Muskelkranker.

Um diese Ziele zu erreichen, hat sich die DGM folgende Aufgaben gesetzt:

* Beratung und Begleitung der Betroffenen und ihrer Angehörigen.
* Forschungsförderung
* Öffentlichkeitsarbeit und
* Politische Vertretung der Interessen Muskelkranker.

Notfallpass

Einen Notfallpass können Sie mit nachfolgendem Formular bei der DGM anfordern. Sie können darin Ihre Diagnose sowie weitere wichtige Dinge (Medikamente, Blutgruppe, Ansprechpartner) eintragen. Außerdem enthält der Notfallpass wichtige allgemeine Hinweise zu Muskelkrankheiten für den Notarzt.

Notfallpass / Informationen

☐ Bitte senden Sie mir einen Notfallpass zu.
☐ Bitte senden Sie mir Informationen über die DGM.

Name, Vorname

Straße, Hausnummer

PLZ, Wohnort

Telefon   E-mail

Kurzdiagnose (für Beratungszwecke)

✂...

Beitrittserklärung

☐ **Ich erkläre meinen Beitritt als Mitglied**
der Deutschen Gesellschaft für Muskelkranke e.V. DGM
Im Moos 4   79112 Freiburg

☐ Ich bin Betroffene(r)   ☐ Ich bin Anhörige(r)
☐ Ich bin Förderer

Name, Vorname

Geburtsdatum

Straße, Hausnummer

PLZ, Wohnort

Telefon   E-mail

Kurzdiagnose (für Beratungszwecke)

Beitrag
☐ 35,00 € für Betroffene in den neuen Bundesländern
☐ 50,00 € für Betroffene in den alten Bundesländern / Förderer

Ich bezahle per
☐ Überweisung   Kto 777 22 00, BLZ 660 205 00
                     Bank für Sozialwirtschaft, Karlsruhe
☐ Bankeinzug

Kto-Nr.   BLZ

Kreditinstitut

Datum   Unterschrift

Anhang 2

Organisationen International

Schweizerische Gesellschaft für Muskelkranke (SGMK)
Kanzleistr. 80, CH-8004 Zürich
www.sgmk.ch

European Alliance of Neuromuscular Dystrophy Associations (EAMDA)
www.eamda.net

European Neuromuscular Centre (ENMC)
www.enmc.org

Literaturverzeichnis

Weiterführende Literatur für Patienten und Familien

Emery, E. A. H. (2000) *Muscular Dystrophy. The facts* (2. Aufl.). Oxford.

Das Buch ist in derselben Reihe wie das vorliegende Werk erschienen und befasst sich vor allem mit der schwereren Form, der Duchenne Muskeldystrophie. Es sind aber auch wertvolle allgemeine Hinweise zu Muskelkrankheiten enthalten.

Harper, P. S. (2001) *Myotone Dystrophie* (3. Aufl.). London.

Harper, P. S. (2001) *Practical Genetic Counselling.* Oxford.

Harpin, P. (2000) Muscular Dystrophy. *Adaptations manual.* London.

Iwakita, H. (2000) *Myotonic dystrophy.* Tokio.

Jennekens, F., De Die-Smulders, C., Busch, H. und Höweler, C. J. (2001) *Myotone dystrofie.* Amsterdam.

Speziellere Abhandlungen über verschiedene Aspekte (v.a. für Fachpublikum)

Frühe Beschreibungen

Batten, F. E. und Gibb, H. P. (1909) Myotonia atrophica. *Brain 32*, 187-205.

Steinert, H. (1909) Myopoathologische Beiträge 1. über das klinische und anatomische Bild des Muskelschwunds der Myotoniker. *Nervenheilkunde 37*, 58-104.

Vanier, T. M. (1960) Dystrophia myotonica in childhood. *BMJ 2*, 1284-8.

Krankheitsverlauf

Mathieu, J., De Braekeleer, M., Prévost, C. et al. (1992) Myotonic dystrophy : clinical assessment of muscular disability in an isolated poulation with perseumed homogenous mutation. *Neurology 42*, 203-8.

Verwandte Erkrankungen

Day, J. W., Roelofs, R., Leroy, B. et al. (1999) Clinical and genetic characteristics of a five-generation family with a novel form of myotonic dystrophy (DM2). *Neuromusc. Disord. 9*, 19-27.

Karpati, G., Griggs, R. C. und Hilton-Jones, D. (Hrsg.) (2001) *Disorders of Voluntary Muscle* (7. Aufl.). Cambridge.

Ricker, K., Koch, M. C., Lehmann-Horn, F. e.a. (1994) Proximal myotonic myopathy; a new dominant disorder with myotonia, muscle weakness and cataracts. *Neurology 44*, 1448-52.

Glatte Muskulatur

Brunner, H. G., Hamel, B. G. C., Rieu, P. e.a. (1992) Intestinal pesudo-obstruction in myotonic dystrophy. *J. Med. Genet. 29*, 791-3.

Goldberg, H. I. und Sheft, D. J. (1972) Esophageal and colon changes in myotonia dystrophica. *Gastroenterology 63*, 134-9.

Ronnblom, A., Forsberg, H. und Danielsson, A. (1996) Gastrointestinal symptoms in myotonic dystrophy. *Scand. J. Gastroenterol.* **31**, 654-7.

Herz-, Lungen- und anästhesistische Probleme

Aldridge, L. M. (1985) Anaesthetic problems in myotonic dystrophy- a case report and review of the Aberdeen experience comprising 48 general anaesthetics in a further 16 patients. *Br. J. Anaesth.* **57**, 1119-30.

Gilmartin, J. J., Cooper, B. G., Griffiths, C. J. e.a. (1991) Breathing during sleep in patients with myotonic dystrophy and non-myotonic respiratory muscle weakness. *Q. J. Med.* **78**, 21-31.

Lazarus, A., Varin, J., Ounnoughene, Z. e.a. (1999) Relationships among electrophysiological findings and clinical status, heart function, and extent of DNA mutation in myotonic dystrophy. *Circulation* **99**, 1041 –6.

Mathieu, J., Allard, P., Gobeil, G. e.a. (1997) Anaesthetic and surgical complications in 219 cases of myotonic dystrophy. *Neurology* **49**, 646-50.

Phillips, M. F. und Harper, P. S. (1997) Cardiac disease in myotonic dystrophy. *Cardiovasc. Res.* **33**, 13-22.

Schläfrigkeit und verwandte Probleme

Censori, B., Provinciali, L., Danni, M. e.a. (1994) Brain involvement in myotonic dystrophy: MRI features and their relationship to clinical and cognitive conditions. *Acta Neurol. Scand.* **90**, 211-17.

Phillips, M. F., Steer, H. M., Soldan, J. R. e.a. (1999) Daytime somnolence in myotonic dystrophy. *J. Neurol.* **246**, 275-82.

Rubinsztein, J. S., Rubinsztein, D. C., Goodburn, S. e.a. (1998) Apathy and hypersomnia are common features of myotonic dystrophy. *J. Neurol. Neurosurg. Psychiat.* **64**, 510-15.

Hormone

Morrone, A., Pegoraro, E., Angelini, C. e.a. (1997) RNA metabolism in myotonic dystrophy: patient muscle shows decreased insulin receptor RNA and protein consistent with abnormal insulin resistance. *J. Clin. Invest.* **99**, 1691-8.

Vazquez, J. A., Pinies, J. A., Martual, P. e.a. (1990) Hypothalmic-pituitary testicular function in 70 patients with myotonic dystrophy. *J. Endocrinol. Invest.* **13**, 375-9.

Myotone Dystrophie in der Kindheit

De Die-Smulders, C. (2000) Long-term clinical and genetic studies in myotonic dystrophy. Thesis, University of Maastricht.

Hageman, A. T., Gabreels, F. J., Liem, K. D. e.a. (1993) Congenital myotonic dystrophy: a report on thirteen cases and a review of the literature. *J. Neurol. Sci.* **115**, 95-101.

Genetische Aspekte

Brook, J. D., McCurrach, M. E., Harley, H. G. e.a. (1992) Molecular basis of myotonic dystrophy: expansion of a trinucleotide (CTG) repeat at the 3' end of a transcript encoding a protein kinase family member. *Cell* **68**, 799-808.

Fokstuen, S., Myring, J., Evans, C. e.a. (2001) Presymptomatic testing in myotonic dystrophy: genetic counselling approaches. *J. Med. Genet.* **38**, 846-50.

Harper, P. S., Harley, H. G., Reardon, W. e.a. (1992) Anticipation in myotonic dystrophy: new light on an old problem. *Am. J. Hum. Genet.* **51**, 10-16.

Höweler, C. J., Busch, H. F. M., Geraedts, J. P. M. e.a. (1989) Anticipation in myotonic dystrophy: fact or fiction? *Brain* **112**, 779-97.

Liquori, C., Ricker, K., Moseley, M. L. e.a. (2001) Myotonic Dystrophy type 2 caused by a CCTG expansion in intron 1 of ZNF9. *Science* **293**, 864-7.

Mankodi, A., Logigian, E., Callahan, L. e.a. (2000) Myotonic dystrophy in transgenic mice expressing an expanded CUG repeat. *Science* **289**, 1769-73.

Mathieu, J., De Braekeleer, M. und Prévost, C. (1990) Genealogical reconstruction of myotonic dystrophy in the Saguenay-Lac-Saint-Jean area (Québec, Canada). *Neurology* **40**, 839-42.

Behandlung

Harper, P. S., Van Engelen, B. G. M., Eymard, B. und Wilcox, D. (2002) Myotonic Dystrophy: present management, future therapy. *Neuromusc. Disord.* (in Druck)

Stichwortverzeichnis